除了野蛮国家，整个世界都被书统治着。

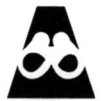

后读工作室
诚挚出品

70歳が老化
の分かれ道

晚年健康，由70岁决定

[日]和田秀树 ｜ 著　徐峥榕 ｜ 译

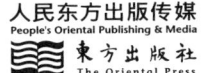

序言
70岁，人生的分水岭

我是一名在医疗领域一线工作了30多年的老年精神科医生。我希望运用自身积累的临床经验、观察经验，启发70多岁的老年群体探寻自己的生活方式。

我们很久以前就开始探讨"人生100年时代"。在当今时代，活到90多岁早已司空见惯，这在女性身上表现得尤为突出。未来随着医学的进步，或许人们轻轻松松就能活到100岁。

然而，健康寿命的增长速度并没有赶上平均寿命的增长速度。所谓"健康寿命"是指日常生活不受任何限制、能够健康生活的年龄段。在日本，男性和女性的健康寿命都没有达到 75 岁。

总而言之，**如果 70 多岁时没有合理安排生活，即便能长寿，也是年迈体衰，或者需要长期护理。**

如今，老年人的个体差异非常显著。

截至 2016 年，日本男性的平均健康寿命为 72.14 岁，女性为 74.79 岁。当然这只是平均数值。有的人即便到了 80 多岁，依然是精神矍铄的企业经营者或学者，有的人甚至还能跑马拉松，而有的人则从 60 多岁起就生活不能自理了。

一般情况下，大部分人在迈入 70 岁时依然是头脑清醒、身体健康的。在这个时期的生活方式，将决定我们保持头脑清醒、身体健康的程度。

根据多年接触老年人的经验，我有如下几点深刻的体会。

- 精神状态年轻、能持之以恒的人更容易长期保持年轻的状态。
- 营养状态的好坏决定了人能否健康长寿。
- 更重要的是，能使人长寿的医疗手段和能使人健康的医疗手段并不相同。

比如，人们常说胆固醇是长寿的克星。其实，胆固醇越高，越不容易得抑郁症。而且，胆固醇是合成雄性激素的重要成分。胆固醇高的男性会更有活力，更有精神。

血压、血糖亦是如此。血压和血糖较高能使人头脑清醒，用药物降低反而容易让人变得糊涂。此外，我们往往会要求高血压和高血糖的老年人控制盐分和食物摄入。但这样做会剥夺他们的生活乐趣，总是吃寡淡无味的食物，容易导致精神状态不好。

由于日本几乎从未开展过相关的大规模调查，这种以延长寿命为目的的医疗手段能否真正延长寿命尚不得而知。但可以明确的一点是，胆固醇相对较高、体型相对较胖的人在进入老年后死亡率比较低。

有的医生很少给老年人看病，依然固守陈旧的医学常识。依据我30多年的临床经验得出的深切体会，如果能摆脱那些陈旧的医学常识，明确70多岁时的生活方式，那么你的余生将大不相同。

如果你愿意相信我的经验，想要尝试改变（这便足以证明你的情感状态依然年轻），如果这本书能为你今后的人生提供一些启发，我将不胜荣幸。

序言
70岁，人生的分水岭 /I

第1章
70岁是健康长寿的关键

晚年生活的质量，由70岁决定　／003

大脑的老化无法避免　／014

抓住抗衰老的最后时机　／020

避免迅速衰老，你需要知道的……　／027

第2章

哪些生活习惯能够延缓衰老

做任何事都不要有"退休"的想法 ／039

爱吃肉的人更不容易老 ／058

沐浴阳光使人年轻 ／064

生活中的变化能防止大脑老化 ／067

将行为方式从输入变为输出 ／072

养成日常锻炼的习惯 ／077

降低跌倒风险，防范卧床不起 ／082

微胖的老年人更健康 ／086

整顿朋友圈，找到志同道合的朋友 ／095

第3章

老年人必备的医疗知识

服用慢性病药物的考量 ／103

心脏和脑部的精密检查比体检数值更有意义 ／112

不要迷信医生 /117

面对癌症，该不该选择手术 /128

警惕老年抑郁症 /134

认知障碍并不可怕 /139

重新思考医疗 /144

第4章
跨越70岁的心理危机

如何化解退休后的失落感 /151

如何纾解丧偶或丧亲之痛 /166

切勿忽视老年人抑郁的信号 /171

雄性激素是青春的源泉 /178

与人和善，收获幸福 /182

第1章

70岁是健康长寿的关键

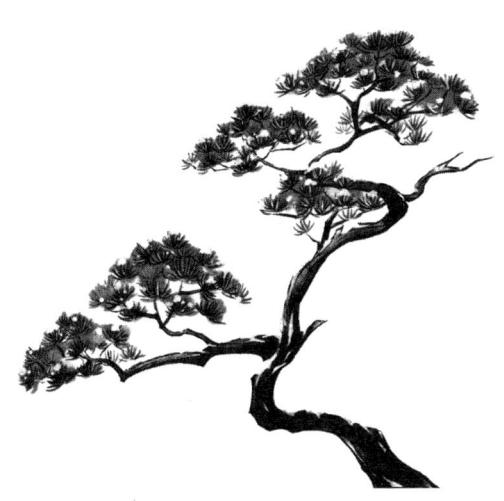

晚年生活的质量，由 70 岁决定

我在专门面向老年人的医疗一线工作了 30 多年。在我看来，对今后的日本人而言，70 多岁时的生活方式在老年生活中具有十分重要的意义。

在很大程度上，**70 多岁时的生活方式决定了一个人能否推迟不能自理的期限、持续保持良好的精神状态。**

为什么晚年的生活质量是由 70 多岁时如何生活决

定的呢？我将以此作为切入点，展开阐述。

过去与现在，七旬老人大不同

与生于第二次世界大战前的七旬老人的状态相比，如今的七旬老人看起来明显更加年轻、更加充满活力。

出生于第二次世界大战后人口迅猛增长期的"团块世代"（指生于1947—1949年的人），在2020年便全部步入了70岁。当下，以团块世代为代表的七旬老人群体与此前的七旬老人相比有着明显的不同：身体健康状态更好，精神状态也更显年轻。

例如，在1980年，当时的65~69岁群体中，有将近10%的人已经无法正常行走；然而到了2000年，65~69岁时无法正常行走的人已经锐减到了2%~3%。

依据我长年为老年人看诊的经验，以前的七旬老人明显看起来年迈体衰，而现在很多人到了 70 多岁仍然精神矍铄，看起来要比实际年龄年轻 10 岁左右。

之所以会有更多的人到了 70 岁仍然身体健康，其中一个很重要的原因是第二次世界大战后，苦于粮荒的日本从美国得到了大量的剩余脱脂奶粉，促使日本人的营养状况得到了改善。

在生长期营养状况得到改善，使得日本人寿命延长，体格更加健壮，于是如今便出现了很多身体健康、精神饱满的老年人。

很多人认为，第二次世界大战后结核病的消灭要归功于一种名为链霉素的抗生素，而事实真相是，蛋白质补充量的增多使人们的营养状况得到改善，进而提升了免疫力。

链霉素是确诊结核病之后使用的治疗药物，因此它并不能急剧降低结核病的患病率。大约从 1950 年起，日本人才开始接种卡介苗，以预防结核病。婴儿时期接种的卡介苗，其效果要在婴儿长大之后才能在统计数据中显现出来，这至少是在10年之后，也就是20世纪60年代左右。

然而，结核病患者的减少是从1947年左右开始的。正是在同一时期，日本从美国获得援助物资，改善了国民的营养状况。

第二次世界大战前，日本人的热量摄入还是比较充足的，但蛋白质摄入量远远不够。由于免疫力低，致使很多人死于结核病。

随着第二次世界大战后营养状况的改善，结核病患者减少，中青年死亡人数锐减，日本人的平均寿命迅速提高。中青年死亡人数减少是促使平均寿命延长的重要原因。

此外，日本人的身体素质也在同步提升。1970年左右,日本男性的平均身高已经超过了 170 厘米。过去,由于儿童时期营养失调,偶尔能看到一些身材十分矮小的老年人,如今这种现象几乎已经不存在了。

生于第二次世界大战后的日本人平均寿命更长,身体素质更好,能保持身体健康和良好的精神状态。现在刚刚步入 70 岁的这批人,就是其中的先驱。

70 岁,仍是人生的活跃期

美国人的营养状况比日本人更加完善,因此,美国比日本更早出现了这类不同于以往、到了 70 岁仍然精力充沛的老人。

1974 年,美国老年学权威专家、芝加哥大学的伯尼斯·纽加顿(Bernice Neugarten)提出,过去社会普遍将 65 岁以上定义为老年,但是如今,老年人直到 75 岁左右,在体力和智力上仍与中年晚期没有太大区别。因此，他将65~75岁的老人定义为"低龄老人"。

超过75岁以后，人们会普遍出现认知功能的下降，有些人因疾病等不能自理，因此这个年龄段的老人被定义为"高龄老人"。日本后来出现的"早期老年人"和"晚期老年人"的概念也与之相关。

然而，纽加顿提出这个想法是在20世纪70年代。当时75岁的日本人，年轻时营养不良，身材矮小，衰老速度比如今的老年人更快。因此，他们的健康状况远不及同时期的美国人。

自20世纪90年代初以来，日本健康老年人的数量有所增长。自1988年起，我一直在专门面向老年人的综合医院浴风会医院工作，在给大量老年人看诊的过程中，我逐渐产生了与纽加顿相同的看法。

1997年，我的著作《75岁活跃社会论》出版。

我在书中指出，75岁时，人们在智力、体力和内脏功能等方面与中年晚期没有太大区别，几乎可以和活跃时期一样生活。

20多年后的今天，医疗技术取得了长足进步，到了70多岁就不能自理的人口比例正在降低。基于这一现实情况，可以说，在今天的日本，许多人不止到75岁，甚至到80岁都有可能和活跃时期一样，在社会上发光发热。

过去，很多人到了70多岁就会患上严重的疾病，不得不住院或接受护理。未来，很多人年过七旬依然能够生活自理。**从某种意义上说，70～80岁的10年，可以成为中年晚期生活的延长期。**

这个时期也可以称为人生"最后的活跃期"。也正因为这样，这段时期的生活方式将在很大程度上影响80岁以后的老年生活。

70多岁时身体灵活、头脑清醒,只要在日常生活中多加注意,就能在80多岁时依然过着健康的生活。

然而,**年过七旬以后会出现一些特有的问题,如果放任不管,身体功能便会持续衰退**。因此,注重身体健康就显得尤为重要。本书将从第2章开始,详细介绍生活中需要注意的各种具体问题。

"人生100年时代",如何度过延长的老年

在当今日本社会,70岁以后的生活方式越发重要的一大原因在于,"超级长寿化"致使老年时期比过去更长了。

正如上文所述,通过在战后改善营养状况,日本人的寿命已经大幅增长,比上一代人看起来更加年轻。

1947年，漫画《海螺小姐》开始连载。海螺小姐的父亲矶野波平的年龄被设定为54岁。然而以现在的视角看，他更像是65岁以上的老年人。从这一点就足以见得日本人变得更年轻了。

不过在我看来，通过改善营养状况促使人们恢复青春、延长寿命的现象，只是出现在1960年以前出生的人身上，之后便不再奏效了。日本人的平均身高在第二次世界大战后曾经迅速增长，但在最近20年左右，这种增长已经停止了。由此可见，通过改善营养状况惠及所有日本民众，从而拉动寿命增长的时代已经终结。

然而，可以预见的是，今后日本人的平均寿命还将不断增长。这将主要归功于医学的进步。

日本人在第二次世界大战后获得了迅速恢复青春的体验，所以每当提到"人生100年时代"，就会有人认为以后的日本老年人将看起来更加年轻，寿命更长。这种认知恰恰是错误的。

到了80岁、90岁，仍然能像现在的七旬老人一样充满活力、干劲十足，人生的终点不断向后延长——这不过是不切实际的幻想罢了。

医学进步并不能使人返老还童，只不过能让人以"生命尚未终结"的状态实现超级长寿。这才是"人生100年时代"的真实景象。

到了80岁，所有人都要面对衰老。延长的只是寿命而已。这或许将在极大程度上改变我们的人生计划。以前，衰老期最多不过10年；今后，衰老期延长到15～20年将成为常态。

因此，**如何在延长了的衰老期生活，或许将成为一个重要的人生课题**。而决定这段延长的衰老期的生活质量的，便是我们如何度过70多岁这段人生最后的活跃期。

由此可见，正是由于在"人生100年时代"，人们的寿命将不断延长，所以70多岁的重要性才越发凸显。

大脑的老化无法避免

上一节中提到，人类的衰老期正在逐渐延长。我们不妨具体考虑一下，等待着我们的晚年生活会是什么样的。

回顾过往，人类已经依托医学进步战胜了一些疾病，延长了寿命。例如，攻克结核病后，日本人的平均寿命增长了约 20 岁。

现代医学的发展日新月异，我们很有可能在不久的将来找到治愈癌症的方法。如果能够攻克癌症，人们的平均寿命或许还将再增加5年左右。

曾经遥不可及的新药、引发热议的免疫检查点抑制剂欧狄沃（Opdivo）已被证实效果有限。即便如此，如果将来能开发出另一种药物，建立一种增加免疫系统活性的疗法，人类还是很有可能克服癌症的。

诱导性多能干细胞（iPS细胞）的相关研究进展也备受瞩目。诱导性多能干细胞是一种多功能细胞，可以分化成人体内的各种组织和器官。换言之，如果这项技术取得进展，就有可能使老化的器官恢复活力。

例如，在出现动脉粥样硬化的地方移植诱导性多能干细胞，就有可能使旧的血管再生为年轻的血管。甚至，还可以再生骨细胞，以此治疗骨质疏松。

在眼科治疗中，诱导性多能干细胞已经用于视网膜再生，接下来需要解决的就是成本问题了。可以想见，在不久的将来，使用诱导性多能干细胞的各种再生技术和治疗将得到普及。

目前我们能够预想到的便是，这种医学进步将攻克可能致死的疾病，继续延长人类的寿命。

不过，我们仍然要面对一个重大问题。即使医学进步可以在一定程度上攻克癌症、心脏疾病和脑血管疾病这三大成人疾病，即使人们开发出了使用诱导性多能干细胞的治疗手段，让所有人体器官都能恢复新生，我们也不可能阻止大脑的衰老，或者让大脑重生。

在人类的身体中，肝脏、肾脏、皮肤等器官的细胞都可以分裂，随着时间的推移被新的细胞取代。然而，**大脑是唯一一种原则上不会产生新细胞的器官。**大脑中的神经细胞不会分裂，同一个细胞会被持续使用。

因此，即使将诱导性多能干细胞散布在大脑神经网络中，也无从知晓其能否在大脑中发生分裂，产生新的脑神经细胞。

更进一步，即便真的产生了新的脑神经细胞，取代了旧的细胞，这也将是一个空白的大脑，并没有储存以前的数据。于是，就需要有一种技术将旧的数据转移到新的神经细胞中。然而，这种技术至少目前还不存在。

在我们所理解的"学习"的过程中，大脑内部也一定发生了某种变化，例如蛋白质变性等。人类也有可能破解这种变化，从而找到将旧数据转移到再生的新大脑神经细胞上的方法。但这还有很长的路要走，至少在我们的有生之年，恐怕还无法实现。

在世界各地，有许多人都在研究阿尔茨海默病，面对这种由大脑老化引起的疾病，人类至今没有找到有效的治疗方法。

虽然目前仍处于假设阶段，但人们认为，阿尔茨海默病是由一种叫作淀粉样蛋白的物质在大脑中累积引起的。如果能够开发出一种药物阻止淀粉样蛋白产生和累积，就有望获得根本性的疗法。

然而，早在20年甚至30年前，人们就已经在开展这种治疗药物的临床实验了，尽管在动物实验中已经发现一些成功案例，但药物在人类身上几乎毫无效果，一些企业已经退出了研究。换句话说，要想阻止大脑老化是非常困难的。也有传言说，这种药物已在美国获批，但价格仍然相当昂贵。

无论如何，**即使我们通过医学进步克服了重大疾病，使各种器官恢复了活力，最终也无法避免大脑的老化。**

我在浴风会医院工作期间，每周都会接触到死者的病理解剖报告。我从中发现，所有超过85岁的人，脑部无一例外都出现了阿尔茨海默病的病变。

由此可见，到了那个年龄，大脑便必定会老化。虽然严重程度不同，但从脑部病理来看，85岁以后患上阿尔茨海默病是很普遍的。

未来，人类的寿命延长到近100岁将造成一种不平衡现象：身体仍然能够在一定程度上保持健康，大脑却无法以同样的方式维持健康。最终，这个矛盾将导致我们在晚年生活中逐渐延长的衰老期里，不得不与认知障碍等疾病为伴。

1985年左右我刚从医学院毕业时，人们普遍认为，如果得了阿尔茨海默病，就只能再活5~6年了。然而现在，患病后即使再活10年都是正常的，预计未来这个时间还会更长。

用个不好听的说法，在未来，随着寿命继续增长，我们的晚年生活将发生巨大的变化。人类走向死亡的方式无非两种：不是因事故或尚未攻克的疾病过早死去，就是活到近百岁，在痴呆中死去。

抓住抗衰老的最后时机

要想健康地度过漫长的老年时期，最重要的就是到了 80 岁之后也要保持大脑功能的活跃。此外，保持 70 多岁时的运动功能也尤为重要。

而这一切的关键，就在于一个人在 70 多岁时如何生活。75 岁之前，只有不到 10% 的人患有认知障碍或生活不能自理。只要没有受伤或身患重病，这个年龄段的老人就能和中年晚期时一样，基本实现生活自理。

在生命中最后这段活跃期积极努力，可以使身体和大脑保持年轻，也有可能推迟生活无法自理的时间。可以说，如果想以软着陆的状态、精力充沛地活到 80 多岁，这段时期尤为重要。

老年人生的两个阶段

不过，也希望各位读者能理解：我并不是建议大家要一生抗拒衰老或与衰老作斗争。

诚然，目前抗衰老的医疗手段已经取得了显著进步，从外表来看，七旬老人有可能和退休前没有太大区别。

然而，这种状态最多只能保持到 80 多岁。**一旦超过 90 岁，所有人都不得不面对衰老，任何人都无法**

完全阻止衰老的到来。

随着"人生 100 年时代"的到来,我认为,未来我们需要将"衰老"划分为两个时期:

- 70 多岁——抗衰老的时期
- 80 岁之后——接受衰老的时期

无论如何抗拒,到了 80 岁之后,我们都不得不面对接受衰老的时期。如果一味追求青春而与衰老作斗争,最终得到的将只有挫败感。

到了 80 多岁,尤其是 85 岁以后,一个人就会经常需要外界的帮助了。进入这个时期后,最好能平静地接受自己已经衰老的事实。否则,在已经延长到了 15~20 年的老年时期,生活将变得无比痛苦和艰难。

随着寿命延长到近 100 岁,卧病在床、死于衰老的情况将更加普遍。既然每个人都很有可能面对这样的晚年生活，那么刻意回避衰老反而显得不正常了。

我们大可不必在 80 岁以后对老去的自己感到失望，也不必厌恶衰老。相反，正因为没有身患重病而丧生，没有遭遇事故，可以享尽天年，才有机会在此刻接受衰老。迈入 80 岁后，就应当接受衰老是一个自然的过程。

不过，在 70 多岁时，人们仍然精力充沛，仍然可以与衰老作斗争。我相信，在 70 多岁时与衰老作斗争，既有效果，更有意义。

每个人对"衰老"的看法都不尽相同，我就不想一直保持年轻。当然，也有人希望能自然地老去。关于如何度过老年时期、如何接受衰老，没有对错之分，每个人都有自由选择的权利。

不过，**如果想以八旬之龄仍然保持精力充沛，维持自己的生活质量，希望能适当活动身体、保持头脑清**

醒，70多岁便是与衰老抗争的最后机会。在这个时期坚持努力生活，将在很大程度上改变80岁后的状态。

同一个年龄，状态大不同

即将到来的超级长寿社会与出生率下降叠加，人类的未来必将是一个以老年人为主体的社会。预计到2060年，日本大约每2.5个人中就会有1个65岁以上的老年人。

而这个看似充满老年人的"单一"社会，实际上将比现在更加多样化。老年人数量的增加，意味着整个社会将比那些拥有更多其他年龄段人口的社会更加多样化。

以一个普通的小学生为例。在一所普通小学里，优等生和差生的智商即便有差距，也都在80~120的范围内。比赛跑50米，快的孩子需要6秒或7秒，慢的孩子最多也只需要 15 秒。由此可见，只要不是老年人，人与人的差异不过如此。

然而，老年人面对的现实情况是：有的八旬老人患有严重的认知障碍，无法正常交谈，也有的能继续从事工作和智力活动，甚至有人获得了诺贝尔奖，可以发表精彩的演讲。有的八旬老人卧床不起，需要日常护理；有的则可以每天散步，快乐地游泳、打高尔夫等。

换言之，**老年人在身体能力和大脑功能方面的个体差异很大。**未来社会以老年人为主体，因此也会成为一个充满多样性的社会。这种健康差异将会成为未来社会的特征。

一个年轻人因病卧床大约 10 天，治愈后便能立即恢复正常生活。

而老年人的恢复能力没有这么强。如果老年人卧床 10 天，运动能力就会迅速下降。长时间卧床也会导致大脑功能迅速下降。

对老年人而言，想维持大脑功能和运动功能，"持续运转"尤为重要。

在个体能力的差异越来越大的超级长寿化社会中，是否努力维持当下的生活状态，将会在日后造成很大的差异。可以说，对所有人而言，保持身体和大脑持续运转的意识和心态都将变得越发重要。

避免迅速衰老,你需要知道的……

尽管现在的七旬老人越来越年轻,但他们仍然要面对许多这个年龄段独有的风险。最显著的风险便是缺乏积极性。

积极性——抵抗衰老的关键

上文强调过,要维持大脑功能和运动功能,持续运转十分重要。比如，一个40多岁或50多岁的人即便整天无所事事，腿脚和大脑功能也不会迅速下降。但如果七旬老人也这样，运动功能和大脑功能就会下降。

到了70多岁，只要不积极调动身体和大脑，就很容易陷入生活不能自理的状态。

很多老年人都明白这个道理，但真正能做到让身体和大脑持续运转的人却不多。

原因在于，即便大家都懂得这个道理，但到了70多岁，积极性会不断下降，活动水平也会降低。做事没有干劲，失去兴趣，不愿与外界接触，逐渐变得不爱外出活动。这种缺乏积极性的现象主要是由大脑额叶的衰老和雄性激素减少造成的。额叶萎缩始于40多岁，到了70多岁开始真正产生影响。在男性身上还会出现雄性激素减少的现象，最终表现为活动的积极性下降。**在走向衰老的过程中，缺乏积极性是最可怕的问题**。尽管疾病或受伤也会导致衰老，但在随着年龄增长而变老的过程中，积极性下降会让人迅速陷入衰老。

最终，由于缺乏积极性，即便再想要努力活动身体或调动大脑功能，行动也会变得不活跃，无法维持现有的功能了。

这种缺乏积极性的现象在70多岁时会表现得尤为显著。换言之，**要想在七八十岁的阶段保持健康生活的状态，关键在于如何防止在70多岁时出现缺乏积极性的现象。**

为了防止出现这一现象，在日常生活中注重激活额叶和雄性激素的功能非常重要。

额叶位于大脑的前方，是管理积极性、思考和创造等活动的区域。雄性激素则不仅与性功能有关，还与人们对外界的兴趣和积极性有关。如果能像年轻时一样保持这两者的功能，就能维持日常活动的水平，延缓衰老，保持年轻。

本书第 2 章将具体讲述如何在生活中保持额叶和雄性激素的活力。

防范身体和心理健康风险

除了缺乏积极性之外，七旬老人还有可能遭遇许多风险，其中最为显著的就是疾病或受伤等健康问题。**七旬老人因身患重病、跌倒受伤等问题迅速衰老的情况屡见不鲜。**

在这个年龄段，人们还很容易患上癌症、脑梗死，如何应对此类疾病就显得越发重要了。

要不要做手术？应当进行哪些检查？采取哪些治疗手段？在这个年龄段，有时还必须做出许多医疗方面的重大决定。本书第 3 章将具体讲述七旬老人应如何面对医疗和疾病。

很多人不知道的是，**抑郁症也是 70 多岁时要面对的一个巨大风险。** 患上抑郁症后，人就会不愿意活动身体，也不爱外出。比如，有的人以前经常参加兴趣活动或前往熟人相约聚会的老年活动中心，但患上抑郁症之后，无论别人如何邀请，都再也不愿意去了。

患上抑郁症之后，还会明显出现食欲下降、身形消瘦的问题，而且是不减脂肪、先减肌肉这种最差的情况。正因如此，患上抑郁症会让人迅速衰老。

在 70 多岁时，患上慢性病的人也会有所增加。对女性来说，随着雌性激素减少，还会有越来越多的人患上骨质疏松症。在这个时期如何面对医疗，将在很大程度上影响 80 岁之后的生活。

除了健康问题之外，七旬老人在日常生活中也要面临许多风险。

随着长寿社会的发展，未来退休年龄很可能从以前的60多岁逐渐提高到70多岁。

在护理方面，会出现许多七旬子女需要照顾父母的情况，也会有很多人在70岁之后需要面对父母离世的痛苦。

随着寿命不断增加，很多以前在60多岁时要经历的人生节点，现在要到70多岁才会经历了。这些节点具有一定的危险性，有可能彻底改变人们的生活环境，或是极大地改变之后人们的衰老方式。

由此可见，从跨越人生节点的角度而言，如何度过70多岁的生活正在变得越发重要。

养成好习惯，助力后半生

正如上文所述，对七旬老人而言，持续运用目前具备的身体功能和大脑功能是非常重要的。如果能在70多岁时有意识地持续使用这些功能，就能推迟八九十岁后不能自理的时间。

首先，为了避免降低活动水平，一定要避免出现缺乏积极性的问题，促进额叶的激活和雄性激素的分泌。

在保持积极性的同时，对七旬老人而言，养成长期坚持的习惯也很重要。

养成习惯之所以对七旬老人如此重要，是因为许多人会在70多岁的时候离开工作岗位。

工作时要遵守工作习惯，所以必须行动起来；而退休后，人们就会逐渐失去活动身体、使用大脑的动机。

换言之，如果不从这个时期开始，养成有意识地活动身体、使用大脑的习惯，今后便将无法持续使用运动功能和大脑功能。

此外，在 70 多岁时养成习惯的重要性还体现在这些习惯将延续到 80 岁乃至此后的整个余生。

比如，70 多岁时多注意走动，养成散步的习惯，到了 80 岁仍然能继续坚持。70 多岁时开始养成游泳、爬山的习惯，只要体力足够，到了 80 岁也会坚持下来。即便无法继续爬山，也一定能做一些替代爬山的活动，始终保持活动身体的意愿。

除了运动之外，在 70 多岁时培养戏剧、绘画、围棋、象棋、吟诗作赋等各类爱好并养成习惯，便能一直坚持到 80 多岁。

换言之，在 70 多岁时养成的有助于维持运动功能和大脑功能的习惯，往往能持续一生。由此可见，在 70 多岁时有意识地养成好习惯颇为重要。

如果在 70 多岁时不采取行动，到了 80 多岁就很难养成新的习惯了。到那时，身体功能会比70岁时更差，探索新事物的积极性也会下降。

正因如此，我们更需要趁着70多岁刚退休不久、仍然具有充足的身体功能和积极性时，及时养成良好的习惯。

很多人在工作时会去打高尔夫球，但在退休后会因为负担不起费用而停止。但既然已经养成了锻炼身体的好习惯，到了70多岁也应当尽可能地坚持下去。如今，高尔夫球场也不再是一成不变的高消费场所了，在工作日往往能以更低的价格进入高尔夫球场。

如果终日无所事事，七旬老人很容易迅速陷入衰老。因此，有意识地保持身体功能就显得越发重要。抓住70多岁时的机遇，有意识地养成好习惯，到了80岁便依然能精力充沛。

第 2 章

哪些生活习惯能够延缓衰老

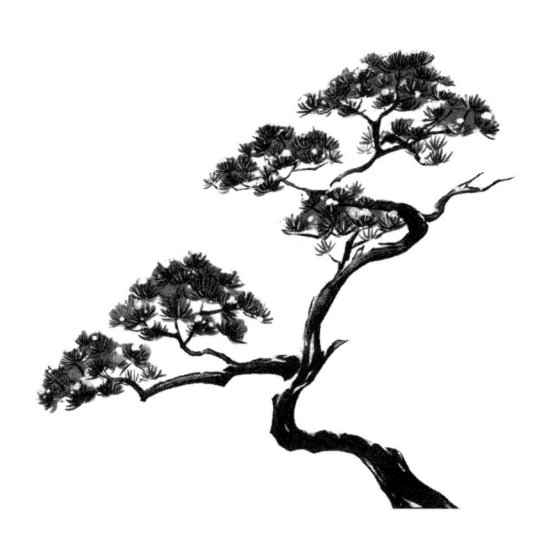

做任何事都不要有"退休"的想法

要想尽可能长期坚持生活自理,并在 80 岁以后仍然保持健康,关键在于如何度过 70 多岁这段人生最后的活跃期。本章重点讲述七旬老人应该在生活中注意的事项。

如今,老年人的工作环境正在逐步完善,出现退休年龄提高、退休后返聘等现象。不过,到了 70 多岁,大多数人都已经从曾经工作的企业退休了。

七旬老人快速衰老的典型案例是：离开工作岗位后，立即停止所有活动。

有些人过去一直拼命工作，就想着退休后可以在家里无所事事，因此一直在等待退休的日子到来。**一直工作到 70 岁的人，如果没有考虑过退休后要做什么，一旦退休往往会快速衰老。**

还在工作的时候，即使整天坐在办公室里伏案工作，通勤时身体的活动也比想象中要多得多。然而，人们退休后往往会变得不爱出门，七旬老人待在家里一个月不出门，运动功能就会大幅下降。

再说大脑功能。工作时每天都需要有一定的脑力活动，还要与他人沟通，遇到各种事情；而只在家里生活，就不会进行这些大脑活动，因此更容易患上认知障碍。

特别是，大脑额叶的老化速度非常快。额叶具有激发创造力、与他人共情、应对意外情况的功能。额叶老化会导致人做任何事都没有积极性，不愿意活动，进而加速运动功能下降和大脑老化。从外表就能看出，这样的人失去了活力，变成了精神萎靡的老人。

为了防止这种情况发生，我们需要提前做好准备，明确退休后原本用于工作的时间要用来做什么。 如果想着退休后先放松一段时间，然后再考虑下一步该做什么，就会在不知不觉中荒废时间，进而养成无所事事的习惯。

尽管人到七旬依然能充满活力，但其实大脑额叶从40多岁就已经开始老化了。随着年龄的增长，生活中的积极性会逐步下降。因此，有意识地规划退休后的活动就显得尤为重要。

如果由于退休金少而开始寻找新工作，也不失为一种选择。除了从资金角度考虑外，从延缓衰老的角度来看，退休后重新找一份工作也是很好的选择。

当然，也有人希望能在年老之后过隐居生活。不过，我希望大家能明白，在 70 岁以后选择这样的生活方式，可能会导致大脑功能和运动功能迅速衰退。

未来，随着寿命的增长，人们很容易就能活到 90 岁甚至 100 岁，如果因为年龄增长就有退休的想法，本身就会加重老年生活的隐患。**要想延缓衰老、充满活力地度过长久的晚年生活，一个秘诀就是不要认为自己已经退休，要永远努力做一个活跃的市民。**

比如，一个拥有建筑师或税务师资质的个体经营者，工作到 70 多岁时可能会想要选择合适的时机停止工作，但这绝不是正确的选择。

从事农业、渔业和手工业等工作也一样，只要自己不打算停止，就可以持续工作下去。只要身体条件允许，就要在力所能及的范围内继续工作，这也是延缓衰老的好方法。

受雇于企业的员工可能会因为到了一定的年龄而不得不离开工作岗位，但即使这样也不要停止工作。无论是小时工还是合同工，通过工作继续维持自己与社会的联系，是保持年轻、不降低活动水平的秘诀。

当然，退休后继续与社会保持联系，并不是指工作就是一切。我们也可以选择成为居民委员会、业主委员会的骨干，或者在兴趣小组里担任职务，参加志愿者活动也是退休后参与社会活动的另一种选择。

与人合作、造福他人、被人需要，都非常有助于保持积极性。

年过七旬之后，决不能一心想着退休，而是要保持继续活跃的意识。这将有助于防止迅速衰老。

工作是抵抗衰老的良药

上文曾提到，持续工作可以延缓衰老，让我们永远保持年轻，这个观点也得到了数据的支持。

过去，长野县的人均寿命排在日本各都道府县中靠后的位置。而到了1975年，长野县男性的平均寿命在日本位列第四，之后排名逐年上升，自1990年以来，多次位列全日本第一。

2010年的调查结果显示，长野县女性的平均寿命也位列日本第一，男性和女性的平均寿命都是日本之首。日本厚生劳动省最新公布的2015年调查结果显示，长野县男性的平均寿命为81.75岁，位列日本第二；女性为87.67岁，位列日本第一。

对于长野县成为长寿县的原因，有诸多推测。

有人说是因为长野县人有吃蝗虫、蜜蜂等昆虫的习惯，也有人说因为长野县山区多，经常走山路能锻炼人的腿脚。

然而，最近几年长野县人吃昆虫的现象有所减少，而且随着汽车的普及，人们也已经很少在山路上行走了，这些推测并不是很有说服力。

我认为，真正的原因在于长野县老年人的就业率。长野县曾多次创下全日本老年人就业率第一的纪录。

日本总务省统计局公布的最新数据显示，截至2017年10月1日，长野县的老年男性和女性就业率分别为41.6%和21.6%，均位列日本第一。我认为，是高就业率促使长野县人的平均寿命提高，这一点至少在男性身上得到了体现。

这些老年人没有闭门不出，而是通过积极工作延缓了运动功能和大脑功能的老化，从而延长了寿命。

这一点在冲绳的平均寿命与就业率之间的关系上

也有所体现。人们普遍认为冲绳县是长寿县,但实际上,冲绳的女性很长寿,而男性的平均寿命在日本各都道府县中排在第30位以后,低于全国平均水平。上文提到的日本厚生劳动省2015年开展的调查显示,冲绳男性平均寿命位居日本第36位,而女性平均寿命则遥遥领先,位居第7位。

冲绳的男性和女性几乎拥有相同的基因,也生活在同样的气候中,为什么平均寿命的差距竟如此之大呢?我认为,其原因就隐藏在就业率之中。

冲绳县的老年男性就业率是全日本最低的,我认为这是拉低男性平均寿命的重要因素之一。而冲绳的女性有的从年轻时起就是全职家庭主妇,到了老年也独自承担家务,因此就业率对平均寿命的影响不如男性明显。

至少对男性而言,是否工作会对平均寿命产生相当大的影响。

还有一项调查显示，长野县老年人的人均医疗费用是全日本最低的。换言之，很多长野县的人即使上了年纪也依然很健康。

坚持工作是在老年时期依然保持活动水平的便捷方式。这有助于延迟身体和大脑的衰老，让我们以精神饱满的状态度过70多岁乃至80多岁的生活。

不过我认为，老年时期的工作方式应该与年轻时有所不同。**比起一味追求金钱和效率，更应该运用自己的经验和知识去帮助他人，做一些对社会有用的事。**

东京大学名誉教授畑村洋太郎以提倡失败学著称，他认为今后公司应该设立一个真正意义上的顾问职位，由退休员工担任。现在的顾问往往由离任后的董事担任，看起来高高在上，并不能为人答疑解惑。因此，他建议改变现状，塑造一个真正可以为人答疑解惑的顾问。

由退休员工担任这个职务，能帮助那些在工作和人际关系上产生困扰，或者遭遇了精神骚扰、职权骚扰等问题的员工，为他们提供建议。因为退休员工和公司内部没有利害关系，更能够结合自己的经验给年轻人提供有用的建议。

在某些情况下，顾问还可以直接替年轻员工和上级沟通，运用自己积累的人际关系解决问题。我想这也有益于在职员工的心理健康。

随着年龄的增长，运用自己的经验和知识去帮助他人，也可以成为一种工作方式。如果只是为了获得金钱，随着年龄的增长，要想取得和年轻时一样的工作成果将会越来越困难，也可能经常无法按预期开展工作。这时就会让人感到气馁，认为自己一文不值。

然而，收获了多少金钱、取得了多少成就，只是工作的一个方面。我认为，老年人要逐渐转变价值观，多看看自己对社会产生了多大用处。

任何人都可以参与社会、为社会做贡献，哪怕只是做了一点小事也好。我认为，从这样的事情中发现价值，在老年后也继续工作，是防止衰老的良药。

不要退还驾照

上文曾提到，年过七旬也不应该有"退休"的想法。无论如何，退休都伴随着生活条件的变化。对老年人而言，生活环境的剧烈变化暗含着巨大的风险。

环境的变化往往会扰乱保持健康生活状态的日常规律，降低日常活动的水平。活动水平的下降会使得运动功能和大脑功能失去运用的机会，以往能正常发挥作用的功能也会逐渐衰退。

在驾驶汽车这件事上，也不应该"退休"。最近，越来越多的人认为老年人驾驶汽车很危险，甚至开始有人自愿退还驾照。

然而，**要想成为充满活力的老年人，即使年事已高也不应停止驾驶汽车**。这一点非常重要。

如果住在交通便利的城市里，即使不驾驶汽车，也可以采用其他出行方式。

然而，如果住在小城市，外出经常需要驾驶汽车，那么一旦退还驾照，就会几乎无法外出。在接下来的两到三年里，人就很有可能变得不能自理，或者出现认知障碍的症状。

反之，如果能驾驶汽车，就有更多接触外界的机会，即便只是去做一些小事。如今，购物中心和大型商超已经在小城市中广泛布局，驾驶汽车外出购物，并在商场里走很多路，也是很好的锻炼。

附近的居民会在外出购物时聚到一起，遇到认识的人便能彼此交谈；去美食广场，还能享受各式各样的美食。

反之，如果退还驾照，闭门不出，不与外界接触，运动功能和大脑功能便很容易下降。

筑波大学等研究机构组成的研究小组在2019年公布的一项调查结果证实了这一点。

这个研究小组对爱知县2800名65岁以上的男性和女性开展随访，受访者是在2006—2007年未被认定需要护理且仍在驾驶汽车的人。在2010年8月，研究小组首先询问他们是否仍在驾驶汽车，并检查了包括认知功能在内的健康状态，之后持续追踪至2016年11月，以此分析是否继续驾驶与是否被认定为需要护理之间的关系。

在排除了因疾病或认知功能下降而无法驾驶的情况之后，研究小组经过统计学调整，对数据展开了分析。

调查结果表明，在2010年停止驾驶汽车的人，在

2016年需要护理的风险是继续驾驶汽车的人的2.09倍。

这项调查还研究了停止驾驶汽车后使用电车、公共汽车和自行车出行的人不能自理的风险。结果表明，这些人不能自理的风险是继续驾驶汽车的人的1.69倍。

即便使用其他方式出行，停止驾驶汽车依然会对生活造成巨大的损害，因为停止驾驶会导致活动量大幅下降。失去驾照，降低了外出活动的意愿和积极性。

驾驶汽车看似只是一件小事，但对脆弱的老年人而言，这件事足以将不能自理的风险提高到原来的两倍。年过七旬之后，这一趋势将变得更加显著。

保持积极的态度就能自如地生活，一旦变得消极则很快就会陷入不能自理的状态。希望大家能明白，70多岁的危险性正在于此。

其实高龄司机并不危险

上文提到，老年人应该继续开车。即便如此，仍然有些老年人和他们的家人有所担心：年纪大了继续开车会有危险；如果发生事故，还会给周围的人带来困扰。

我想，有很多人认为认知功能受损的老年人在进行驾驶操作时容易出错，因此可能造成许多重大事故。然而，这只是媒体大肆宣传此类事故而引发的误会。

事实上，老年人真正引发事故的概率并不高。

日本警察厅交通局公布的《2018年交通事故情况》显示，在持有轻便摩托车及更高级别驾照的人中，按年龄层划分，引发事故最多的是16～19岁的人群，事故数量约为每10万人1489起；其次是20～24岁的人群，事故数量约为每10万人876起。

老年人中引发事故最多的是85岁以上的人群，事故数量大约只有每10万人645起。25～29岁的人群引发的事故数量约为每10万人624起，两者数量相近。80～84岁的人群引发的事故数量约为每10万人604起。70～79岁的人群引发的事故数量则在每10万人500起左右。此外，30多岁到60多岁的人群引发的事故数量约为每10万人450起。由此，无法断言老年人的事故率明显高于其他年龄段。

如果想要减少交通事故，更应该针对引发大量事故的年轻司机的驾驶方式采取相应的措施。

然而，媒体上充斥着有关失控老年司机的事故报道，只因为这些事故更能吸引眼球。每当看到这样的报道，公众都更倾向于认为老年司机容易引发事故，进而产生"老年人开车很危险，理应吊销驾照"的想法。

如果根据数据理性思考，绝对没有理由从老年人手中夺走驾照。在日本社会，服从上级的思想早已根深蒂固，即使政府提倡吊销老年人的驾照也不会引起轩然大波。然而在西方社会，这种做法可谓对老年人的歧视。

在涉及老年人的事故中，经常有报道称他们搞混了刹车和油门。这种信息也造成了一种误解，认为能把刹车和油门搞混，司机一定是严重痴呆的老年人。

然而，作为一名老年精神科医生，我必须说，老年人几乎不可能因为患有认知障碍而混淆刹车和油门。即便是会忘记几分钟前发生的事情的中度认知障碍患者，也不会分不清勺子和筷子。

如果认知障碍已经严重到分不清勺子和筷子了，这样的人根本无法开车。如果能开车，即使患有轻度的认知障碍，也几乎不可能分不清刹车和油门。

换言之，踩错了刹车和油门，不是因为无法区分踏板，而是因为分神或匆忙。这种错误不仅会发生在老年人身上，同样也会发生在年轻人身上。

诚然，随着年龄的增长，人们的动态视力和反应能力会有所下降，瞬间判断能力也可能变得迟缓，因为踩错刹车和油门踏板而引发事故的可能性也会增加。但这类事故在所有年龄段的人群中都会发生，仅占所有事故的1%左右。

除了踩错踏板外，老年司机引发的事故中还包括一些逆行或失控等明显不自然的事故。这些事故绝不是由年老导致驾驶技能下降而造成的。

我相信，其中的大多数是药物引起的意识障碍造成的，可以说是药物带来的危害。

很多老年人经常要服用多种药物。此外，老年人的代谢速度慢，服用药物容易产生副作用，进而很容易因低血糖、低血压和低钠血症引发意识障碍。

引发车辆失控事故的老年司机有时会说"记不清"事故发生时的情况了,这样的证词显然会让人怀疑其意识受损。今后,可能需要谨慎判断正在服药的老年人是否存在意识障碍的风险,再决定其能否继续驾驶汽车。

不过,我还是要重复一点,那就是老年人的驾驶事故发生率并不高。令我感到愤怒的是,现在正在形成按年龄一刀切的趋势,限制老年人更新驾照,并提出老年人应该归还驾照。

对许多老年人而言,吊销驾照是关系到生死的问题。本人不想开车的情况另当别论,但如果老年人需要开车并且有开车的意愿,就永远不应该交出驾照。因为停止开车会加速衰老。

爱吃肉的人更不容易老

为了在 80 多岁时保持健康,在 70 多岁的生活中要牢记两点:保持活动的积极性,保持运动功能。

人有可能因患病而突然衰老,除此以外,积极性下降也会加速衰老。对任何事情都漠不关心、害怕活动身体、不想见人、不想出门等不活跃的趋势在年过七旬后会自然加剧。如果不设法阻止积极性的降低,人们的日常活动水平将持续下降,运动功能和大脑功能将迅速老化。因此，即使到了 70 岁之后，也必须尽可能地保持积极性，从而保持良好的精神状态。

此外，可以这么说：在 70 多岁身体还能活动时如何生活，将决定 80 岁以后的运动功能。**在 70 多岁时，有意识地适当锻炼是非常重要的。**

具体应该怎么做呢？

为了防止积极性下降，我的第一个建议就是吃肉。

许多人认为，随着年龄的增长，少吃肉、多吃蔬菜会对身体有益。然而事实并非如此。有的人在退休后，饮食比工作时清淡了许多。也许正因如此，据说在 70 岁以上的日本人中，有五分之一的人缺乏蛋白质。

人们常说日本的饮食习惯已经西化了，但日本人每天的食肉量仍然只有大约 80 克。相比之下，美国人每天大约要吃 300 克的肉。并不是说我们一定要吃得像美国人那么多,但日本人的肉类摄入量显然是不足的,而且这种趋势在老年人中更加明显[①]。

随着年龄的增长,有多种原因都有可能导致积极性下降,其中之一便是大脑中的神经递质5-羟色胺减少。5-羟色胺又称"幸福激素",能给人带来幸福感。有时我们会在不经意间感到幸福,这种感觉就是由它带来的。

当5-羟色胺减少时,日常生活中的幸福感就会下降,富有生机的情绪、活力、活动的积极性都会下降。缺乏5-羟色胺的人可能会感到沮丧、易怒、情绪不稳定,患抑郁症的风险也会升高。

5-羟色胺会随着年龄的增长而逐渐减少,所以年纪越大,积极性就越低,患抑郁症的人就越多。

[①] 与日本和美国相比:根据国家统计局《中国统计年鉴2024》,2023年中国人均肉类消费量(含猪肉、牛肉、羊肉、禽类)为52.2千克,约合每天143克。——编者注

不过，即便是老年人，5-羟色胺的下降也可以通过改变生活方式来抵消。

最好的方式就是吃肉。一种名为色氨酸的氨基酸是生成5-羟色胺的重要物质，肉类中就含有大量的色氨酸。积极食用肉类可以促进5-羟色胺的产生，从而抑制积极性下降。

此外，肉类中还含有大量的胆固醇。胆固醇一直背负着负面形象，因为它会促进动脉粥样硬化，提高发生急性心肌梗死的风险，但它不一定是日本老年人必须回避的物质。

在美国，心脏疾病是导致死亡的主要原因，胆固醇自然在其中扮演着"坏蛋"的角色。然而在日本，死于癌症的人数是死于急性心肌梗死的人数的10倍，死于心脏疾病的人数远低于其他经济合作与发展组织（OECD）成员国。因此，我们与其关注动脉粥样硬化，不如担心胆固醇降低导致的雄性激素减少。

胆固醇是构成雄性激素的重要原料。因此，通过药物抑制胆固醇水平很容易引发勃起功能障碍（ED）。

在雄性激素中，睾酮与积极性的关系尤为密切。它不仅掌管性功能，还会影响个体对他人的兴趣和注意力。雄性激素减少后，活动的积极性就会下降，个体就容易变成没精打采的老年人，记忆力也会下降。

然而，如果能通过吃肉摄入胆固醇，就可以对抗雄性激素下降。此外，胆固醇还发挥着将5-羟色胺输送到大脑的作用。换言之，**吃肉非常有助于刺激5-羟色胺和雄性激素的产生，增加人的积极性，保持活动水平。**

如果不喜欢吃肉，或者因为身体原因不能吃肉，没有必要勉强。不过，如果是为了健康而限制吃肉，我建议从今天开始就停止这种错误的做法。当我看到日本老年人的饮食习惯时，不禁认为是他们自己主动要成为"无精打采的老人"的。

日本职业滑雪运动员三浦雄一郎在80岁时第三次成功登上珠穆朗玛峰,据说他80岁之后仍然能吃下500克的牛排。虽然这是一个特例,但我认为,他在年老之后仍然能保持运动员体能的原因之一,就在于养成了吃肉的习惯。

沐浴阳光使人年轻

适度日光浴的习惯也能有效防止积极性下降。这是因为沐浴阳光能使人产生大量 5-羟色胺。如上文所述，5-羟色胺是一种与人类的积极性密切相关的神经递质。

如果因为有了烦心事就在房间里陷入思考，可能心情会越发沉重；一旦走到室外沐浴阳光，又会感到轻松而明快。这也是由于 5-羟色胺在大脑中发挥了作用。

由于抑郁症患者缺乏5-羟色胺，在治疗时会采用一种叫作"光疗"的治疗方法。在一定的时间内暴露在人造强光下，有助于改善抑郁症状。由此可见，光与人们的大脑及情绪息息相关。

通过沐浴阳光增加5-羟色胺，可以让人放松心情，增加动力和积极性。

虽说日光浴很重要，但这并不意味着我们必须刻意去做这件事。老年人更容易因紫外线而长出斑痕，所以没必要专门拿出躺椅在屋外晒太阳。

其实，只需要每天外出一次，沐浴阳光即可。最简单的方法就是散步。如果不喜欢毫无目的地散步，可以去超市买点东西。无论如何，不要整天待在房间里，要养成白天沐浴阳光的习惯。仅此一项就能有效防止老年人的积极性下降。

此外，随着年龄的增长，越来越多的人会出现睡眠浅、失眠等现象。年轻时可以随心所欲地睡觉，年老后往往睡眠时间减少，早上醒得很早。这都是随着年龄增长，褪黑素减少导致的。

然而，即使褪黑素因衰老而减少，也可以通过白天沐浴阳光来加以补充。这是因为如果在白天产生了大量的5-羟色胺，它们在夜间就会转化为褪黑素。

褪黑素的增加有助于提高睡眠质量，减少焦虑，还能预防抑郁症。要想在七八十岁时保持精力充沛，褪黑素的地位尤为重要。

不必刻意抽出时间做日光浴，而应该养成白天出门沐浴阳光的习惯。一旦到了70多岁，至少要努力保持外出的习惯。

生活中的变化能防止大脑老化

额叶老化也会引起老年人的积极性下降。额叶位于大脑前方，是管理思考和创造、动机、理性等心理过程的区域。

它控制的不是愤怒或哭泣等原始的情绪，而是更高级的微妙的人类情感，比如好奇、感动、同情、激动等。随着额叶的老化，人的积极性和动力会减少，变得难以控制情绪，无法应对意外事件。

我们常用"倔"来形容老年人。如果一个人年轻时性格开朗，但随着年龄的增长，变得固执己见、闷闷不乐，很有可能是额叶萎缩造成的。

事实上，目前已有影像诊断证实，额叶萎缩早在40多岁时就开始了。如果不及时治疗，萎缩会越发严重，从五六十岁开始，就会逐渐出现思想偏激、固执和易怒的倾向。有的人以前还会积极参加聚会，上了年纪之后，就开始嫌麻烦了。

这种趋势在70多岁时会变得更加明显，导致一个人做任何事都没兴致，以前经常做的事情现在都不想做了，也不再去见以前经常见的人，而是更愿意待在家里，过闭塞的生活。如此一来，运动功能和大脑功能都会迅速退化。

为了防止这种情况发生，关键是要防止额叶老化，保持积极性。

防止额叶老化最好的方法是过有变化的生活。这是因为额叶会在处理意外情况时被激活；相反，**如果每天重复单调的生活，额叶则不会被激活，从而逐渐老化。**

随着年龄的增长，人们更习惯于重复固定的生活，每天在固定的时间吃饭，在固定的时间按照固定的路线散步，吃固定的晚餐，收听或收看固定的收音机或电视节目，在固定的时间上床睡觉。

然而，这会导致额叶越发老化，人就会无法接受变化，更加习惯于固定的生活。

年过七旬之后，需要重新审视自己的生活是否变得更单调了。

无论是参加工作、志愿服务还是兴趣小组的活动，外出是避免生活陷入单调的最佳解决方案。 当有事外出时，势必要与人见面，无法一切都按计划进行，也就必然会用到额叶。

然而,有些人可能没有机会进行这样的外出活动。在这种情况下,有必要尝试在日常生活中做出改变,哪怕只是一件小事。与其每天散步时走同样的路线,不如每周去一个没去过的新地方。乘坐电车或开车短距离出行,去一个未知的地方散步,就能让额叶满负荷工作。

有的老年人会习惯去固定的商店,除此之外不去其他任何地方购物。但是,偶尔尝试去一家新店很重要。坚持在同一家店吃同样的食物,额叶是不会受到刺激的。

如果喜爱阅读,要试着避免总读同一种类型的书。我建议不要只阅读同一作家或同一类型的作品,要偶尔尝试不同的作家、不同的类型。

有些人倾向于阅读与自己的政治主张近似的书,

但如果是"左倾"的人，应该偶尔阅读"右倾"作家的书。接触不同的视角、不同的思维方式能够激活额叶。

烹饪也有利于刺激额叶。不要按照一贯的菜谱做菜，尝试每周做一次以前从未做过的食物，也会有意想不到的体验。

可能有的男性几乎从没做过饭。如果是这种情况，最好从简单的饭菜开始，尝试做饭。尝试挑战新事物是防止额叶老化的最佳方法。除此之外，**重要的是要始终思考如何将改变融入日常生活并付诸实践**。不必做什么花费大量时间或需要大量准备的事情，从改变生活中的小事开始即可。如果只是做简单的小事，无论年纪多大，都可以将新的体验融入生活之中。

将行为方式从输入变为输出

为了防止额叶老化,有意识地改用"输出型"的学习方式也是有效的。

老年人有大把的空闲时间,有些人会利用这些时间自学一直想学习的语言和历史知识。遗憾的是,一个人认真读书这种自学方式,在防止额叶老化方面起不到作用。

与通过读书"输入"相比,通过对话等形式"输

出"的行为更有助于刺激额叶，防止衰老。

如果想学习，最好不要自学，而是参加学校或社团等组织的集体学习，这样才更能激发额叶的功能。因为这么做让我们有机会与其他参与者交流意见，用这样的方式进行输出，便能用到额叶。对话是日常生活中最简单的输出方式。不必过于健谈，经常有机会每天与他人交谈，往往便能延缓额叶的老化，随着年龄的增长仍旧保持年轻和积极性。

尤其是年过七旬之后，更要有意识地努力与他人对话。不过，有些对话能促进额叶的激活，有些则不能。

有的人只是原样复述自己获得的知识，例如"有一本书里有这样的内容"或"有一位评论家是这样说的"，这样做并不能激活额叶。

将自己获得的知识、积累的经验和其他知识进行

加工，表述为自己的想法时，额叶才会得到激活。不仅谈论自己获得的知识和信息，而且经常将其处理成自己的想法并表达出来，在进行这样的对话时，额叶将被完全激活。

日本人经常认为博学的人就是聪明人。在电视竞猜节目中，受过高等教育的明星和艺人稍微炫耀一点知识，就令人惊叹不已。

然而他们之所以知道这些，只是因为提前学习过或者查询过。真正意义上的聪明，是能够以自己的方式加工获得的知识，提出自己的想法，并且这个想法很出彩。

仅仅掌握知识并不等于聪明。然而，日本的高等教育同中小学教育一样，还是偏重于教授知识。

从本质上讲，大学应该是一个根据已经掌握的基础能力，学习如何将能力加以应用的地方。欧美的顶尖大学都会要求学生独立思考，而日本的大学仍然将重点放在传授知识上，轻视了独立思考的能力。

我认为，这种做法导致整个日本社会都陷入了重视知识的价值观。希望老年人能在此时摒弃这样的价值观。

掌握知识并不足以让人变得伟大。现如今，只要通过手机上网搜索，就能快速查找到一些基本信息。仅仅掌握知识就能被吹捧的时代已经结束了。知识不是用来展示的，而是用来应用的。

年老之后，与其努力学习，不如有意识地努力将自己掌握的知识和经验转化为观点，进行输出。

事实上，七旬老人已经在过往的人生中积累了丰富的知识和经验，必定能以自己的方式表达出一些独特的观点。

即使很难创造与人交谈的机会，现在还有各种网络社交平台。在社交平台上发表自己的意见，即使不能面对面交谈，额叶也会被激活，还有可能以此为契机，与看到帖子的人建立联系，从而创建一个交流意见的新平台。

人过七旬后，要积极尝试形成以输出为导向的行为方式，无论采取什么形式都好。当有机会表达时，要努力成为有趣的人而非博学的人，从而有效防止额叶老化。

养成日常锻炼的习惯

在 70 多岁的生活中，还有一个重点是要保持运动功能。在这个年龄段，大多数人都仍然能自由活动身体，所以千万不要错过这个时机。**是否有意识地在这个时期活动身体，将在很大程度上决定 80 岁后能否长久保持运动功能。**

正如上文多次提到的，一旦年过七旬，积极性会不可避免地下降。人会变得不愿意行动，身体活动自然也会减少。这就是为什么有意识地锻炼身体很重要。

然而,对七旬老人而言,最好避免过于激烈的活动。

有时,我会看到有人以对身体有益为由,进行一些超出身体能力限度的运动。有人整天待在健身房里,也有人每天跑 20 千米。如果一定要进行这种高强度运动,就必须随时确认身体状况。

年过七旬之后,如果身体负荷过重,反而会使人更加虚弱,因此需要格外小心。此外,剧烈运动会导致身体氧化,加速衰老。所以,其实我更建议进行舒缓的运动。

对七旬老人而言,每天活动身体最好的选择是散步。定期并且坚持进行强度适当的锻炼很重要。如果选择散步,可以轻松地按照自己的节奏持续进行。走出房间,沐浴阳光,也有助于生成 5-羟色胺。5-羟色胺有助于增加活动的积极性，使人在精神上更年轻。

日常生活中也有许多维持运动功能的技巧。例如，在外出时，你在车站和商业设施里会不会不经意地避开楼梯，寻找电梯和自动扶梯呢？

这种时候，在确保足够安全的前提下，可以偶尔将爬楼梯作为抵抗衰老的手段。此外要注意的是，**可以选择下楼梯作为锻炼方式，而不是上楼梯。**

日本的有些公共设施里只有一部自动扶梯，往往是只有上行。其实对老年人而言，虽然上楼梯需要一些时间，但还是可以爬上去的。相反，由于肌肉力量减弱，老年人会变得害怕下楼梯。随着年龄的增长，有的肌肉力量会变弱，有的则不会，在上下楼梯这件事上，下楼梯需要用到的肌肉会首先变弱。所以，如果希望能永远靠自己的双脚走路，就应该练习下楼梯。观察自己的脚下就会发现，只要能够轻松下楼梯，就意味着腿脚还年轻。

但是，倘若有跌倒的风险，那么最好不要进行这项锻炼，可以使用楼梯在合理的限度内维持腿部力量。

除了散步，现在还有很多人会在水中行走，这也是一项很好的运动，不会给身体带来太大的负担。在水中运动是一种全身运动，由于水有浮力，不会对关节造成负担，对老年人是安全的。

此外，如果有从年轻时就一直坚持的运动，例如高尔夫球或网球，应该尽可能地继续从事这项运动，不要放弃。仅仅因为上了年纪就轻易放弃，是非常可惜的。年过七旬之后，是很难开始一项新运动的，但如果某项运动已经坚持了很长时间，即使年纪大了，也应该能够享受到运动的乐趣，而且不会对身体造成太大的负担。

如果是日常锻炼，七旬老人最好做一些舒缓的运动，而非剧烈运动。最近，日本有越来越多的人开始打太极拳，这项运动很适合老年人。以前曾经有人邀请我尝试过太极拳。这项运动看似简单，实则高深。我相信太极拳对中国的老年人一定产生了很大的抗衰老作用。

降低跌倒风险，防范卧床不起

跌倒和受伤也是一种会让七旬老人迅速衰老的风险。

如果是年轻人，即使骨折住院三周，也能在短时间内恢复正常生活。

然而，如果是老年人住院三周，不仅运动功能会受损，大脑功能也会迅速衰退。被迫生活在医院等不习惯的陌生环境中，还可能导致类似认知障碍的症状，甚至出现更加严重的问题。

随着年龄的增长,恢复运动功能的时间也会更长,还有可能留下后遗症。在住院期间进行手术,经常会出现体重减轻、体力和免疫力下降、迅速衰老的结果。

最坏的情况是,住院期间可能会患上其他疾病,导致卧床不起。

因此,**对七旬老人而言,跌倒是一个重大风险,会极大地影响以后的人生。**防止跌倒是到了80岁仍然能够保持健康的关键。

解决这个问题的一个简单方法,就是趁自己身体健康时,根据家中的动线安装扶手等辅助设施。现在,在家装商店就可以轻松购买到这些设施,无须专门请人上门施工。如果已经获得需要护理的认证,可以咨询护理经理,还可以租用或获得折扣。安装扶手并不意味着绝对安全,但肯定能降低跌倒的风险。

要应对跌倒风险，还需要检查正在服用的药物。有许多老年人因为晚上失眠而服用医生开出的镇静剂。事实上，镇静剂具有松弛肌肉的作用。当肌肉因药物的作用而有些许松弛时，年轻人尚能承受，但老年人就有可能因为没有力气而跌倒。

老年人经常发生半夜上厕所时摔倒或者从楼梯上跌落的事故，这些情况往往与正在服用的药物有关。

如果在睡前服用镇静剂，深夜去洗手间或早上醒来时，可能会感到头晕目眩，在活动身体时一定要非常小心。

从本质上讲，镇静剂并没有加深睡眠的作用，只能帮助入睡。过去使用的安眠药能让人睡得很沉，但如果吃多了就会有呼吸停止的风险，因此现在都改为使用镇静剂了。

然而，使用镇静剂时，可能会面临药量逐渐增加的风险，如果半夜醒来，头脑昏昏沉沉还有可能跌倒。

如果总是会在半夜醒来，也许服用治疗抑郁症的药物效果会更好。遇到身体无力等任何主观症状的话，请咨询医生并讨论更换药物。

然而，有些医生并不知道应该如何为老年人使用镇静剂。即使患者向医生提出，自己服用药物后产生了副作用，一些不懂得照顾患者的医生也会要求患者忍耐下去。这样的医生并不了解老人，如果不幸遇到，建议换一家医院就诊。

除了镇静剂外，降低血压和血糖的药物会在某些时段引发低血压和低血糖，导致脚下无力。如果对这些药物有任何疑虑，也请咨询医生，趁自己身体健康时就要努力降低跌倒的风险。

微胖的老年人更健康

即使到了老年,也有人会为了健康和美丽而节食,但这种行为中也隐含着迅速衰老的风险。

除非因病不得不控制饮食,至少在70多岁之后,不应该节食。

不必刻意控制体重

目前,日本正在全国范围内开展代谢综合征筛查,如果测量腰围发现某人有点超重,就会向其提出改善生活习惯的指导意见。

正因如此,许多人只要有一点发福就认为对身体不利。然而,这种想法是错误的。

一项针对5万名宫城县人开展的大规模调查显示,身材较瘦的人比身材微胖的人去世的时间早6~8年。**事实证明,身材微胖的人寿命更长。**

老年医学界权威柴田博在其著作《长寿的谎言》中提到了2006年发表的一项美国调查的结果。29年来,美国国家健康和营养检查调查的结果显示,最长寿的是身材微胖的人群,即身体质量指数(BMI,体重除以身高的平方得到的数值)为25~29.9的人,而身体质量指数不足18.5、身材较瘦的人的死亡率高达微胖人群的 2.5 倍。

无论在日本还是美国,调查结果都显示,与身材较瘦的人相比,身材微胖、身体质量指数为 25～30 的人更长寿。

这样的调查结果与我们在现实生活中的感受是一致的。我周围有许多七八十岁、精力充沛的人都身材微胖,而不是较瘦。

然而在日本,如果一个人的身体质量指数为 25～30,就会被定义为肥胖,医生会建议其减重。在美国,缺血性心脏病是导致老年人死亡的主要原因,为了防止动脉粥样硬化,要求控制体重是可以理解的。但在日本,癌症是导致死亡的主要原因,日本人缺血性心脏病的发病率远低于其他经济合作与发展组织成员国。尽管如此,日本医学界却照搬了美国的医学常识,并将其确立为一项国家政策。

日本应对代谢综合征的措施，是由一群对老年人医疗工作实际情况一无所知的学者和官僚们所主导的错误做法。统计数据已经证实，如果认真遵循应对代谢综合征的指导措施减肥，反而会导致寿命缩短。更加不可思议的是，对抗代谢综合征的提倡者松泽佑次身材壮硕，怎么看也不像是在减重，他已经80岁了，仍然充满活力。以我多年为老年人看诊的经验，在年老后仍然身体健康的人往往是身材微胖的。

此外，外表看起来比实际年龄年轻 10～20 岁的人往往也是身材微胖的人；相反，看起来比实际年龄大的人往往较瘦。身材较瘦会导致皮肤的弹性和光泽变差，皱纹更加明显。这些人往往容易缺乏蛋白质，了解他们的日常饮食情况，会发现他们每天的饭菜都非常清淡。

通过控制饮食来减肥的老年人也会出现类似的情况。老年人缺乏蛋白质会加速衰老的进程，还会导致免疫力下降，从而增加患上癌症等各种疾病的风险。

年过七旬之后，需要更多地关注营养不良，而无须对营养过量过度敏感。

除了因为肠胃不好不能吃东西的情况外，只要喜欢吃东西并且健康条件允许，就不必过多地克制自己。

即使要控制体重，也不要以代谢综合征筛查中的正常体重为目标，而是要设定一个微胖的目标。体形苗条会缩短寿命。

吃得好才能提升免疫力

即使没有在节食，也有很多老年人会担心胆固醇、血压、尿酸等数值超标，因此克制自己，不去吃想吃的食物。

当然，如果得了重病，必须限制饮食，就需要忍耐。然而，如果是因为胆固醇有点高或担心尿酸水平，年过七旬之后，没有必要在食物方面克制自己。

暴饮暴食当然对身体没有好处，但**只要不是暴饮暴食，你可以吃任何想吃的东西，不必节制。**

随着年龄的增长，食欲也会下降，很多人会以对身体有益为由而吃粗粮，所以事实上大多数人都缺乏营养。与其克制自己，不去吃喜欢的食物，不如尽情吃自己喜欢的食物，充分摄入营养。

此外，对七旬老人而言，如果能活到100岁，那么人生还有30年时间。你需要考虑自己接下来该如何生活：是要一直担心血压和胆固醇，饮食节制以求得长寿，还是即便寿命会缩短几年，也要享受品尝美食的喜悦？我们不妨思考一下，哪一种生活更幸福。

就我个人而言，我怀疑即使克制自己，不去吃想吃的东西，也未必就能长寿。

为了控制血压和胆固醇水平而限制饮食，有助于预防动脉粥样硬化。然而，这样的结论是基于美国的统计和研究数据得出的。

目前还没有针对日本人的大规模调查结果表明，控制血压和胆固醇有助于实现长寿。鉴于种族差异以及美国常见缺血性心脏病而日本常见癌症的疾病结构差异，美国的研究结果能否直接适用于日本尚无定论[1]。

换言之，目前还没有人知道确切的情况。我认为，为了没有确切证据的事而努力地克制忍耐，并没有意义。

日本人主要死于癌症，死于动脉粥样硬化的人数远远少于西方国家。

预防癌症最重要的是维持免疫功能。克制自己吃

---

[1] 与日本和美国的情况均有所不同，根据《柳叶刀》2019年发表的一项研究，至2017年，中国人死亡原因排名前两位依次是脑卒中和缺血性心脏病。——编者注

想吃的食物也许可以预防动脉粥样硬化，但同时却会破坏免疫功能。由此一来，患癌症的风险就会提高，就日本人而言，反而会缩短寿命。

而且，**多吃美食能大大激发额叶的活力**。相反，在生活中一味节制，将无法激活额叶，也体会不到吃了自己喜欢的食物的快乐，这将加速大脑的衰老。为了过上健康的晚年生活，大脑的衰老是最应该避免的事情。

此外，如果因为饮食节制而导致蛋白质和胆固醇缺乏，5-羟色胺和雄性激素也会减少，患抑郁症的风险就会提高。这样做还会导致免疫力下降，从而增加患癌症的风险。

年过七旬之后，不需要过度限制饮食。吃自己想吃的东西，感受美味，有利于增强免疫功能，更有益于健康。

不过，在饮酒方面需要多加小心。随着年龄的增长，一个人不可避免地会遇到更多独自喝酒的机会。也许是没有人可以陪自己喝，也许是无法入睡，或者心情不好，都会让人独自饮酒。

一个人喝酒，更有可能喝得很多，产生酒精依赖的风险也会提高。如果只是小酌还可以，否则最好尽量避免一个人喝酒，尤其要避免养成独自喝醉的习惯。

整顿朋友圈,找到志同道合的朋友

年过七旬后,人会变得越来越不愿意社交。这是由雄性激素减少引起的,在男性身上表现得尤为突出。

而绝经后的女性随着年龄的增长,雄性激素反而会增加,可能会变得更有活力、善于交际。妻子精力充沛地和朋友外出游玩,丈夫退休后却在家闭门不出,像狗皮膏药一样黏着妻子。这种情况正是由于激素变化导致的。

不过，**无论对于男性还是女性，社交在防止衰老方面都有很重要的意义。**积极开展社交活动会用到额叶，有助于延缓大脑的衰老。

此外，在开展社交活动时，雄性激素会逐步地少量增加，从而进一步增进与人交流的意愿，形成良性循环。

这就同雄性激素与肌肉的关系类似。当雄性激素增加时，更容易形成肌肉，而形成肌肉后雄性激素会进一步增加，同样形成了良性循环。

即使年过七旬，也要尽可能多地与人保持联系。不过，需要提醒的是，你**不必再和不喜欢的人交往了。**

年过七旬之后，可以适当地远离工作，不必和不喜欢的人交往。你完全可以坦诚面对自己的心情，对朋友圈做出调整，只和自己喜欢的人、觉得有趣的伙伴交往。

否则，如果还像年轻时一样，出于责任感或是懒惰而继续维护不愉快的人际关系，就会变得越来越讨厌人际交往。

70岁以后，开始和喜欢的人、志趣相投的人交往吧。如果喜欢讨论体育话题，或是喜欢谈论政治，就去找能在这方面聊得来的朋友。最理想的状态就是找到能够畅所欲言的朋友，彼此间可以随心所欲地进行讨论。即使有着不同的政治立场或支持不同的球队，与能够畅所欲言的人互动也是激活额叶的最佳方式。

不过，随着年龄的增长，额叶会持续萎缩，因此一旦出现意见分歧，便经常会导致争吵。年轻时，即使对方说出了不同的政治意见也能安静地听下去，年老后则可能会变得更加易怒，无法忍耐。

如果发现自己正处于这种不稳定的关系中，可以多去找志同道合的人交往。虽然与人交往总是能比独自一人更好地激活额叶，但如果每次见面都感到不舒服，就会对社交本身产生厌烦情绪。

要想找到志同道合的朋友，有种方法是寻找有相同爱好的人。如果有相同的爱好，比如电影爱好者、拉面爱好者或铁路爱好者等，兴趣一致，就更能合得来。

然而，无论怎么强调社交对预防衰老的益处，有些人就是很抗拒。有的人从年轻时起就不善于社交，如今终于步入老年，想多花一些时间独处，不想再在人际关系上劳神，也是可以理解的。

如果是这样的人，可以想想该如何与他人产生联系，以替代社交。比如可以在网络社交平台上每周分享一次自己的观点或爱好。坚持这样做，让他人看到自己的观点，就相当于在网络上建立了人际关系。

年过七旬之后，就尽量不要再做自己不喜欢的事情了。

到目前为止，我已经向大家介绍了一些如何健康度过晚年的提示。如果实在无法接受我的建议，当然也不必强迫自己照做。即使有人建议你锻炼身体，如果真的不想做，也不必勉强。毕竟，**压力是抗衰老的敌人。**

不过，即使不想按照我的建议执行，也应当想想看，有哪些自己愿意做的事情可以作为替代。如果不想重新开始运动，也可以找一些自己力所能及的事情来做，比如散步、在房子里走走，或者在花园里摆弄花草。做这些事也有助于保持身心年轻、精力充沛。

在中年晚期，人们可能会出于健康或工作的原因，强迫自己做不喜欢的事情。年过七旬之后，就没有必要再勉强自己了。即使勉强自己不情愿地去做了，也会产生很大的压力，反而会降低免疫力，损害身心健康。

是时候摆脱错误的心态了。不要认为受苦越多、收获越大。70多岁时能否快乐地生活,将在很大程度上影响免疫功能。

尽量不要做自己不喜欢的事,这对70多岁的生活而言是非常重要的。

第 3 章

老年人必备的医疗知识

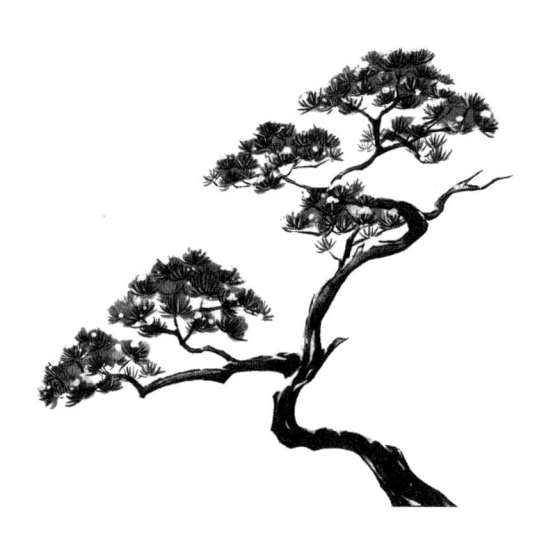

服用慢性病药物的考量

年过七旬后,越来越多的人会患上慢性疾病,很多人经常要去医院。此外,如果患上重病,还需要做出重大决断。对这个年龄段的人而言,如何处理与医疗的关系或许将在很大程度上影响80岁以后的生活。

本章将详细讲述要想在80岁以后仍然充满活力地生活,七旬老人应该如何面对医疗。

首先,谈一谈药的问题。我相信这本书的读者中有许多人正在服用药物控制血压、血糖和胆固醇。

年过七旬之后,我们需要重新审视今后是否还要继续以同样的方式服用这些药物。特别是,如果在日常生活中感受到了药物的副作用,就更要仔细考量。

原本,选择用药物降低血压和血糖,是为了降低未来发生急性心肌梗死、脑梗死和脑卒中的风险。

诚然,高血压、高血糖会增加出现心血管问题的风险。然而,如果用药物将血压和血糖降低到所谓的正常值,身体就容易产生倦怠感,也经常会发生意识模糊的现象。为了降低十年后发生急性心肌梗死的风险,从现在就开始坚持吃药、过无精打采的生活,真的有意义吗?特别是如果已经70多岁了,最好优先考虑让现在的生活更舒适。

即使通过药物让检查结果回到了正常范围内,但如果身体疲倦、活动水平下降,只会变成一个越来越没有精力的老人。

这并不是说我们应该完全停止服药，但至少不要纠结于医生所说的正常值，**药物的使用要控制在不会降低日常活动水平的程度。**

此外，即使降低血压和血糖能够降低心血管损伤的风险，但在日本，死于急性心肌梗死的人本身就很少，癌症才是主要的死因。在美国，死于急性心肌梗死的人数是死于癌症的人数的1.7倍，与之相比，日本人通过降低血压和血糖来促进长寿的可能性并不太高。

尽管日美两国在疾病结构上存在差异，但在现实中，日本仍在照搬美国的医疗原则，通过降低血压和血糖来尽力降低心血管损伤的风险。

令人惊讶的是，在日本，并没有大规模调查的数据显示，服用降压药能让人长寿。唯一一项针对降压药缬沙坦（Valsartan）开展的调查，也在后来被发现是一起数据造假事件，无法提供可靠的统计数据。

事实证明，日本人就是在这种依据不足的情况下使用降低血压和血糖的药物的。

降低胆固醇的药物同样存在这种问题。用药物降低胆固醇确实会减少动脉粥样硬化，并在一定程度上降低急性心肌梗死的风险。然而与此同时，雄性激素也会减少，有些人会因此患上勃起功能障碍。

当雄性激素被抑制时，服药者就会变成没有活力、无精打采的老人。此外，胆固醇也是生成免疫细胞的重要物质，降低胆固醇会导致免疫功能下降，增加患癌症的风险。

其实归根结底，这就是死于急性心肌梗死还是死于癌症的区别。在现实中，没有人知道自己是吃药活得更久，还是不吃药活得更久。

如果在日常生活中能感受到这些药物的副作用，就不必强迫自己继续吃药。即使忍受痛苦继续服药，也不能保证一定会长寿。

在调整药物用量时，医生可能会建议将检查数值降低到正常值，但即使数值略高，也要告诉医生自己更希望优先考虑能健康地生活。

1945—1955年，在日本人普遍营养状况较差的时期，如果血压达到160mmHg左右，血管就可能会破裂。然而，现在人们的营养状况早已有所改善，除非有动脉瘤，否则血管不太可能破裂。

我认为，与其担心未来，强制服用那些无法保证能够长寿的药物，追求当下的舒适生活更重要。有时，服用大量降压药的患者会说："我原本想吃头痛药，但想到自己正在服用很多其他药物，所以只能忍着不吃了。"这种做法是本末倒置的。与其服用那些无法保证能够长寿的药物，不如不要强忍头痛，去吃治疗头痛的药。如果因此导致胃不舒服，也可以服用胃药。我们应该回到根本，毕竟，药物是为了让身体好转、避免身体不适而服用的。

如上文所述，降低血压、血糖和胆固醇的药物具有预防动脉粥样硬化和降低心血管疾病风险的作用，但也会导致身体疲倦和活力下降，并降低免疫功能。从整体上看，我认为坚持服用这些药物对日本人而言反而风险更大，对过上健康长寿的生活来说并无益处。

我想分享一次亲身经历。几年前的 1 月，我得了重感冒，变得非常容易口渴，一晚上要去五次厕所。这种情况持续了一个月，我在自己工作的医院测量血糖，结果高达 36.7mmol/L。

这种情况通常需要住院治疗。我认识的医生建议注射胰岛素，但我非常抗拒，最终决定选用口服药物治疗。

在那之前，我出门都是乘坐汽车和出租车的，根本不走路。但发生这件事之后，我开始改变生活方式，尽可能多走路。得益于这种改变，我现在将血糖水平控制在了11.1mmol/L左右。

血糖降低到这种水平后，不会容易口渴，也不需要半夜去厕所了，不会影响到日常生活。老实说，虽然这也是一个很高的数字，但如果继续降低血糖，会导致大脑不清醒，所以我只是把血糖控制到这个数值。

我也有高血压，正在服用降压药。如果不吃药，血压大约是220mmHg，这也有点高，我会用药物控制到170mmHg左右。血压在220mmHg左右时，并没有出现头痛或其他症状，但当我去看医生时，医生说我现在有心脏扩大的趋势。

高血压意味着心脏在努力工作，正因如此，心肌会增厚，心腔也会逐渐变大。医生告诉我，如果心脏继续扩大，出现心力衰竭的风险就会增加，所以我决定用药物来降低血压。

刚开始服药时，我会把血压降低到正常水平，但这会让我产生倦怠感，头脑不清醒，无法工作。最终我决定控制到170mmHg左右。

几年后，我又做了一次心脏检查，心脏扩大的问题有所改善，所以我仍然将血压维持在较高的水平。

大多数医生希望将检查数值降低到正常水平。如果有倦怠或头脑不清醒等症状，请不要犹豫，要告诉医生自己身上出现的症状，并要求医生调整药物。没有医学知识的患者往往会认为，即使药物有一些副作用也必须忍受，因为医生开药是为患者的健康着想。但其实没有必要忍耐，即使忍耐，也不能保证就会长寿。

在没有确定保证的情况下继续忍耐是无用的。

年过七旬之后,不要纠结于服用药物,而是要在保证生活质量的前提下灵活应对,这样才能健康地度过七八十岁的时光。

心脏和脑部的精密检查比体检数值更有意义

年过七旬之后,最好改变对体检的看法。

在日本,许多白领每年都会参加体检。甚至在退休后,许多老年人也会参加地方政府组织的体检。

虽然日本人对体检有如此强烈的"信仰",但事实上,体检对长寿几乎没有任何益处。

体检中的大多数判断是统计性的,位于能够判定为"健康"的平均值上下95%区间内的人，就是正常的，而剩下5%的过度高于或低于该数值区间的人，就会被判定为存在异常。

每个人各自的体质和生活环境都有所不同，因此，即使数值不正常也有可能是健康的，即使数值正常也有可能已经患病。没有明确的证据表明，检查数值存在异常的人就一定会生病。

日本的体检一般会检查50~60个项目，其中只有血压、血糖、红细胞计数等5~6个项目与疾病直接相关。

只能说，如果血压和血糖非常高，那么未来健康状况受损的可能性会比较大。没有证据表明其他检查项目与人的寿命有关，除非检查数值存在严重异常。然而，有很多人在体检数值出现异常时，会在医生的指导下努力服用药物以使其恢复正常。

在我看来，如上文所述，这种做法不仅无法让人恢复健康，反而会加速衰老。

如果设法降低血糖和血压，身体就会产生倦怠感，意识不清晰，活动水平也会显著下降。

如果通过控制饮食或服用药物来降低胆固醇，免疫力就会下降，还会降低雄性激素水平，从而导致积极性减退，增加患抑郁症的风险。

由此一来，盲目相信体检结果，努力降低检查数值，不仅无法让人保持健康，还会让人变成无精打采的老人。与其被没有意义的检查数值左右，还不如干脆不要体检。

从根本上讲，降低血压、血糖和胆固醇的目的，是为了预防急性心肌梗死和脑梗死。

不过，我还要重复一点：检查结果的数值非常高，只能表明发生急性心肌梗死或脑梗死的概率会相对升高。并不是检查结果数值高的人就一定会生病，也有人始终是正常的。换言之，有些即便不理会检查结果异常也不会发生急性心肌梗死的人，现在也正在服药并控制饮食，以降低检查数值。

如果真的想预防急性心肌梗死或脑梗死，建议接受心脏和脑部的精密检查。尽管我认为体检没有意义，但心脏精密检查和脑部精密检查还是非常有效的。

每三年接受一次心脏精密检查，能够发现心脏周围的冠状动脉的哪个部分因动脉粥样硬化而变窄了。如果能发现具体位置，就可以提前使用球囊或支架扩张血管。

事实上，日本是当今世界血管内治疗技术最先进的国家，甚至有些海外政要也会秘密前来接受治疗。

在脑部精密检查中，可以通过磁共振成像发现大脑中的动脉瘤。如果能及早发现，就可以使用导管采取预防措施。

日本的血管内治疗技术非常发达,心脏精密检查和脑部精密检查今后也将变得越来越有效。

相比于在体检时被医生告知"出现急性心肌梗死的风险很高,建议服药降低检查数值",我更愿意接受在心脏精密检查时被医生告知"心脏里的这条血管变窄了,最好加个支架"。如果血管没有变窄,就不需要控制饮食或服药。

此外,有的人体检数值一直正常,也会突然发生急性心肌梗死。这种情况下,如果接受过心脏精密检查,或许还能采取一些预防措施。

与其在体检后做出不必要的节制,我更建议在70多岁时进行心脏精密检查和脑部精密检查。

不要迷信医生

请不要再认为只要遵从医嘱就能活得更久了。年过七旬之后，在是否听信医生方面，有一点要注意。那就是**日本的医生不是长寿专家，他们只是各自负责的器官的专家。**

日本的医生和临床医学方面的大学教授所说的"对身体有益"，仅限于对他们专攻的那个器官有益。心血管内科医生说要降低胆固醇，是因为这样能减少死于急性心肌梗死的人数。实际上，降低胆固醇会削弱免疫功能，使得更多的人死于癌症。总体而言，有许多调查结果表明胆固醇较高的人寿命更长，与之相左的调查结果则几乎没有。

呼吸科医生只关心呼吸系统健康，消化内科医生在问诊时只考虑患者消化系统的健康。医生在判断一件事对身体的好坏时，只会考虑它对自己专攻的那个器官是好还是坏。

换言之，日本没有专门研究长寿的医生。很少有医生能把人体看作一个整体，明确告知患者怎么做对身体有益，怎么做对身体有害。

如果不想在四五十岁时因急性心肌梗死突然死亡，找这些专科医生问诊可能是有意义的。找心血管内科的医生问诊可以预防严重的心脏病。

然而，年过七旬之后，身体内所有器官的功能都会下降。**如果偏听偏信某个器官的专家的话，即使该器官有所改善，往往也会在其他方面出现问题，对整个身体造成重大伤害。**

如果完全遵照医嘱，接受非必要的手术和治疗，往往会导致患者的生活质量下降。最差的情况下，甚至可能缩短寿命。

为了防止这种情况发生，年过七旬之后，应该对医生说的话持保留态度。特别是身患重病时，不应该过度相信有大学教授头衔的医生。因为这些医生大多是典型的"专家"，在治疗老年人方面并无太多经验。

从现在开始，无论医生说什么，都不要照单全收。要养成独立思考的习惯，认真思考遵循这些医嘱是否真的可以长寿，是否可以按照自己的意愿度过晚年。为此，还应该努力收集自己需要的信息，同时积极听取其他医生的意见。

借鉴长寿老人的生活智慧

要想健康长寿，不能全靠医生。如上所述，医生只会从专门诊治各个器官的角度检查，不会就如何实现健康长寿提供建议。

那么，我们要靠什么才能实现长寿呢？我认为，首先可以依靠的是统计数据。

上文曾提到的医学博士柴田博在东京都老年综合研究所进行了大量统计，留了下许多伟大的研究成果。例如，他常年对数量庞大的老年人展开追踪调查，研究胆固醇数值与死亡率之间的关系，还分析了身体质量指数与死亡率之间的关系。

这些数据显示的结果与"胆固醇低的人更健康""瘦人更长寿"等传统医学常识完全相左。

医学本身就是不完美的。很多时候，当下最新的研究结果会成为常识，但在几年后又会完全失效，人们对其的评价会发生翻天覆地的变化。

用于治疗精神疾病的脑叶白质切除术就是一个很好的例子。这是一种为了让精神分裂症患者平静下来而对大脑进行的外科手术，虽然当时它被誉为具有划时代意义的治疗方法，研究者甚至获得了诺贝尔奖，但后来人们发现它会引发严重的后遗症，现在早已不再采用这种疗法了。

曾经有一段时间，人们吹捧人造黄油对身体更好，因为它不同于用动物脂肪制作的黄油，是用植物脂肪制成的。但如今，人造黄油的身影几乎已经消失了，因为人们发现过量摄入人造黄油中所含的反式脂肪酸对身体不利。

由此可见，随着研究的发展，医学常识和健康常识每天都在发生变化。

现在，有些人会为了预防动脉粥样硬化而限制饮食，控制胆固醇和血糖。如果使用诱导性多能干细胞的治疗技术取得进展，可能就没有必要再这样限制自己了。这是因为，如果将诱导性多能干细胞移植到受损的血管中，就能够再生血管。

如果基因组分析取得进展，就有可能提前知道哪些人一旦血压过高就容易发生急性心肌梗死，哪些人即使血压高也没有关系。现在我们无法分辨哪些人血压过高会引发问题，所以只要发现高血压，就要通过降低血压来预防急性心肌梗死。然而，如果知道哪些人即使不控制血压也不会出现问题，就不必强迫自己降低血压了，以往一刀切降低血压的传统方法就会过时。

毕竟，医学是一门不完善且正在不断发展的学科。正因如此，我坚信，**基于现实的统计数据才是最可靠、最真实的**。特别是柴田发表的许多数据，都是常年追踪老年人实际情况得出的结果，具有重要的参考价值。

柴田还做过一项伟大的研究。这项研究针对百岁老人开展追踪调查，旨在了解年龄超过了100岁的长寿老人的生活情况及饮食情况。

这是一项针对真正实现了长寿的人开展的研究，因此极具说服力。

这种观察角度应该能给各位读者提供重要的启示。医生不是长寿专家，如果能请到100岁后仍然在工作的日野原重明医生看诊，想必能够提供一些有关健康长寿的建议。然而，大多数医生的寿命都不会太长，医生的平均寿命甚至比一般人更短。

我认为，与其向这样的医生请教如何长寿，不如借鉴身边长者的智慧，参考他们的生活方式。

幸运的是，"人生100年时代"已经来临，越来越多的人已到耄耋之年，却依然充满活力，精神矍铄。

我们很容易找到按照自己理想的生活方式生活的老人，这些人的生活和思维方式，对于让我们自己拥有幸福的晚年大有裨益。

如何明智地选择医生

年过七旬之后，最好不要再盲目相信医生所说的话，对医生抱有过高的期望。不过，现实中有很多老年人，会出于各种原因不得不去医院。

在这种情况下，应该选择什么样的医生来帮助自己在七八十岁之后还能充满活力地生活呢？在考虑如何度过晚年生活时，选择医生也是一个关键。

选择医生最简单的方法就是与他们讨论药物。 比如，如果在服用医生开出的降压药后感到不适，请坦诚地告诉医生："我服用这种药后感觉身体无力。""换药之后，我会感觉头脑不清醒。"

如果患者感到不适，医生却不予理会，不考虑调整药物，而是表示"没有问题，你的血压正常了"或者"不想死就别停药"，那么就不要再去那家医院了。

年老后，不同的人身体机能会出现很大差异。因此，即使服用相同的药物，有的人平安无事，有的人却可能出现身体无力、头晕目眩、嗜睡等症状。如果一个医生只会照本宣科地说"吃这个药对身体有好处"，就很难放心地让他给七旬老人看病。

有些医生可能没有太多给老年人看诊的经验，或是不了解为老年人看诊的基础知识，避开这样的医生是更明智的选择。**七旬老人要去医院就诊，找到的医生最好具有为老年人看诊的经验，会优先考虑让患者轻松无痛地生活**。在我看来，找这样的医生看诊，患者更有可能活到 70 多岁乃至 80 岁。

相反，如果医生执着于自己的诊断，强硬地推行自己的治疗方法，而不去考虑患者的生活质量，又或者不了解老年人的身体情况，不会随机应变，那就可能导致老年人的生活质量下降，甚至增加令患者寿命缩短的风险。

一个好医生，在患者咨询如何服药时，会认真倾听并接纳患者的诉求，对患者表示"看来这个药不适合你，对不起""换另一种药试试吧"，又或者"不要把血压降得太低了"。这样的医生应该是适合老年人的，可以长期找他就诊。

选择医生的另一个关键是，不必与你不喜欢的人交往，这一点在七旬老人处理医患关系时同样适用。年过七旬之后，与医生面对面交流的频率会大幅增加，可能每隔几周或一个月就要去一次医院。在选择经常打交道的医生时，脾气相投是一个非常重要的因素。

如果每次见到医生都会感到疲倦或不适，最好就不要再和这个医生打交道了。看病是要患者埋单的，没有必要找一个自己不喜欢的医生。

如果不喜欢等待时间过长，或许需要忍受一下。毕竟，越是好的医生，等待的时间就会越长。大量患者蜂拥而至，而医生看诊又认真细致，就会显得比较繁忙。在这种情况下，或许可以随身携带一本书耐心等待。

与之相反，我听说现在仍然有些医生专横跋扈，把自己的治疗方法强加给患者，不愿倾听患者的想法。我们不必与这样的医生打交道。有的患者就是喜欢被强硬的医生劈头盖脸地说一顿，这样反而会觉得更放心，但我认为，大多数患者看到微笑着来到自己面前、倾听自己想法的医生，会感到更舒服。

在身体不适的时候，去见一个让人感到心情放松、可以轻松与之交谈的医生，更有益于身体健康。大可不必强迫自己和不喜欢的医生相处。

当然，如果已经找到了一位值得信任、令自己感到放心的医生，就没有必要再换医生了。

面对癌症,该不该选择手术

年过七旬之后,患癌症的人口比例会有所增加。如何应对癌症是这个年龄段的一个主要课题。最重要的一点是,发现癌症后是否进行手术。

我认为,如果是不到 50 岁的中年人,可以选择做手术;即使已经到了 60 多岁,或许也没事;不过,如果年过七旬,最好就不要再进行手术了。

七旬老人接受癌症手术后,体力肯定会出现明显下降，并会严重衰老。如果是消化系统的癌症，即使手术顺利也会伴有营养失调，从而降低之后的生活质量，哪怕是原本像没退休时一样健康的人，也会突然变得老态龙钟。由于整体的身体功能下降，患上其他疾病的风险也会提高。

然而，许多人仍然会接受手术，因为他们相信，即使自己的身体会因手术而变得虚弱，总归也比不做手术活得更久。

换言之，就是要面临两个选择：是即便老态龙钟，也要多活几年，还是即便早去世几年，也要保持健康的状态。

这是一个关系到生存方式的问题，并没有标准答案。每个人自己做出的选择都是正确的。年过七旬之后，即使并没有得癌症，可能也需要考虑一下自己想要如何度过晚年，以避免在紧急情况下陷入慌张。在此我想重复一下我的观点：我个人认为，年过七旬之后最好不要做手术。因为我相信，如果在 70 多岁时被检查出癌症，做不做手术也不会有太大区别，反而是不做手术，更有可能健康长寿。

这是近藤诚提出的理论。癌症有两种，一种会转移，另一种不会转移。如果是不会转移的癌症，即使不及时治疗也不会导致死亡，因此没有必要接受手术。

只有在癌细胞扩散挤压其他器官，引起疼痛或造成阻塞时，才应在不造成影响的前提下，进行最低限度的切除。

我也支持这个观点。因为我在浴风会医院工作时，每年会看到大约 100 个人的尸检结果，我发现，所有超过 85 岁的死者，身上至少有一个部位存在癌细胞。

年龄越大，体内产生的癌细胞就越多。年老之后，身体上总有某个部位会产生癌细胞，但基本上不会对日常生活造成任何影响。而且，我们还有可能在不知道自己已患上癌症的情况下，便由于其他原因去世。

换言之，只要不是会转移的癌症，尤其是对老年人而言，我认为即使不及时治疗也不会导致死亡。

相反，手术后身体虚弱，反而会降低生活质量，甚至缩短寿命。

不过，我们在发现癌症时，并不能确定其是否会转移。因为害怕癌症转移，想做手术也是理所当然的。

但是，如果癌症会转移，无论做不做手术，都很有可能死于癌症，最终结果是一样的。

一般来说，癌症病灶在长到约 1 厘米大之前是无法通过检查发现的。当然，这时往往没有主观症状，属于早期发现。等到癌症病灶长到约 1 厘米大时，就意味着自第一个癌细胞形成，已经过去了大约 10 年时间。

换言之，即使癌症病灶被切除，如果是会转移的癌症，很可能已经在10年内扩散到了其他器官。即使解决了一种癌症，随着时间的推移，仍然可能会有另一个癌症病灶在生长并进一步扩散。所以，即使及早发现并接受手术，情况依然不容乐观。

通常情况下，七八十岁的老人的癌症发展速度比中年人更慢。因此，即便不及时治疗，结果也和做手术是一样的。但如果不做手术，至少更能保持晚年生活的质量。

目前的主流观点认为，对癌症来说，早发现早治疗是有效的，因此许多人都会认真对待体检。当然，我认为中年人及早通过体检发现癌症、及早治疗，是有意义的。

不过，年过七旬之后，正如上文所述，早发现和早治疗几乎已经没有意义了。在及早发现的情况下，很少有人会在当时就存在主观症状。倘若没有发现癌症，那么这个人大约在四五年里都不会有任何主观症状，能继续保持健康的状态。

而现实情况往往是，通过体检发现了癌症，接受手术，然后立即变得身体虚弱，引发其他疾病或卧床不起，进而导致寿命缩短。

事实上，癌症对老年人而言就是"眼不见心不烦"，最好不要知道自己患有癌症。

因此我认为体检毫无意义。相反，正如上文所说，我更建议每隔3~5年接受一次脑部精密检查和心脏精密检查。

警惕老年抑郁症

5-羟色胺这种神经递质也被称为"幸福激素"。5-羟色胺的分泌量从 40 多岁时开始减少,在 70 岁后会进一步减少,从而导致个体的焦虑加重、积极性下降,患抑郁症的风险升高。

如果你最近出现了夜间失眠、食欲缺乏、心情不佳、做任何事情都提不起兴致等症状,请立即去看精神科医生。

日本人的奇怪之处在于，得了感冒这种小病会马上去医院，但如果有精神上的不适，宁愿自杀也不去医院。这种现象在国外是万万不可能发生的。

欧洲等许多地区虽然有完善的保险制度，医疗费全免，但从预约挂号到见到医生通常需要一周左右的时间，所以人们很少因为感冒这种小病去医院。不过，如果抑郁严重到想自杀，是一定会去医院的。

对于去精神科看病，日本人有一种莫名的抵触感。这恐怕是出于对精神疾病的偏见。

其实，精神疾病并没有什么特别之处，有心理问题的人远比想象中更多。据悉，日本患有抑郁症的人占总人口的3%，到了65岁以后，这一比例则会上升到5%。每个人都有患上抑郁症的风险。我认为，**最好能像去医院看感冒一样，以平常心看待去精神科看病这件事，尤其是在年老之后。**

另外，作为精神科医生，我认为日本社会有一个奇怪的地方，那就是大家并不认为精神疾病是一种"病"。其实，各种成瘾的表现，比如酗酒、嗜赌和沉迷游戏，本质上都是精神疾病。

然而在日本社会，人们往往认为成瘾是由于意志薄弱或性格问题导致的。大家只顾谴责成瘾者，却并不会批评既制造了成瘾问题还赚得盆满钵满的酒厂、弹珠机店和游戏公司。

在美国，酒类电视广告有严格的标准，不允许展示饮酒的场景。相反，日本电视台即使在儿童看电视的时段，也可以播放酒类广告。

其中也渗透着日本社会的固定认知，即精神障碍不是疾病，而是个人精神软弱的表现。但是，如果感到精神上出现不适，比如失眠、焦虑或生活痛苦，那并不是因为你太软弱。

任何人都有可能会遭遇精神障碍，关键是要在病情恶化之前去医院。 通过预防，能够避免病情发展到严重的程度，在很大概率上减少患者的自杀。

事实上，新潟县松之山町已经开展了预防自杀运动，保健师及时跟进可能患有抑郁症的老年人，陪伴他们去医院治疗，将自杀率降低至原来的70%。这种预防运动对老年人来说尤为见效。

有些老年人认为，失眠、味觉差、食欲缺乏，都是年老后的正常现象。其实，不必强迫自己忍受这些问题。为了预防心理疾病，也可以去看看精神科医生。

如果读这本书是因为家里有年过七旬的父母，我想告诉读者，**当年迈的父母提出想去看精神科时，一定不要阻止。**

或许大家有所不知，很多时候患者本人明明很痛苦，想去医院，家人却以"没有必要""你想多了"为由出言阻挠。如果老年人出现了上述的主观症状,请陪同他们一起去医院。家有老人的人应该明白,七旬老人更容易患上抑郁症。

认知障碍并不可怕

日本自民党成员麻生太郎在谈论日本和中国的大米价格差异时的发言,曾经引发了争议。他当时曾说:"78000 日元和 16000 日元哪个更贵?这个问题连阿尔茨海默病患者都能答对。"对这种歧视阿尔茨海默病患者的发言,我也感到无比愤慨。

麻生太郎的发言源于对阿尔茨海默病的误解,而这次事件使得这种误解在社会上广泛传播,更是罪孽深重。

从根本上讲，并非所有阿尔茨海默型认知障碍患者都无法进行如此简单的计算。在早期阶段，患者只会出现健忘的症状，完全可以正常生活。

然而，麻生的发言给人们造成了一种误解，认为阿尔茨海默病是一种非常可怕的疾病，会让人变得无法理解一切事物。

卸任五年后，美国前总统罗纳德·里根（Ronald Reagan）承认自己患有阿尔茨海默病。从当时的症状来看，他似乎在担任总统期间就已经患病，而且开始出现健忘等记忆问题。由此可见，早期阶段的阿尔茨海默病，甚至不会影响患者继续当总统。

但是，随着时间推移，病情加重，问题也有可能变得严重，患者甚至无法识别面孔，也无法进行简单的数字大小比较。由此可见，阿尔茨海默病的病情轻重程度，有一个很广的范围。

如果被诊断出患有认知障碍，不要感到沮丧，因为这并不意味着你会立即失去记忆，无法理解一切事物。

有时医生考虑到患者的利益，即使只是有一点点健忘，也会对其做出认知障碍的诊断，这样患者就能用上护理保险了。因此不必过度担心。

据统计，在85岁以上的人群中，有40%的人患有认知障碍，90岁以上的人群中有60%。根据我以往阅读大量老年人尸检结果的经验，所有85岁以上的人脑部都产生了阿尔茨海默病的病变。

换言之，**到了这个年纪，即使没有任何症状，每个人的脑部都存在阿尔茨海默病的病变。**

我认为，最好将认知障碍视为一种衰老现象，而非疾病。就像年老后毛发稀疏、皱纹增加一样，每个人都会因衰老而患上认知障碍，只是症状出现的早晚不同而已。

有一些阿尔茨海默病重症患者，病情已经严重到了不认识人、听不懂话的程度。然而出乎意料的是，他们的性格都很活泼开朗，时常面带微笑。当认知障碍变得严重时，反而会使人"欣快"。

作为一名老年精神科医生，我常年为老年人看诊。我认为，至少对他们本人而言，死于认知障碍比死于抑郁症要幸福得多。我认为，与其看清太多周围的事物，不如忘记或糊涂更能让人感受到幸福。

认知障碍是一种衰老现象，只要能长寿，所有人都要面对。根据我的从医经验，**即使出现了相关症状，只要每天使用大脑，病情的发展速度也会相对较慢。**

换言之，即使被诊断出患有认知障碍，也不要急于在生活中依赖外界的帮助。我认为，继续像过去一样生活并保持现有的身体功能,能延缓认知障碍的发展进程。

重新思考医疗

在本章中，我重点提出了以下观点：

- 年过七旬之后，不必循规蹈矩地服用那些不一定能帮助自己长寿的药物，也不必完全遵照医生的建议接受癌症手术；
- 体检的意义不大，可以不做体检。

有的读者可能会认为这些观点很奇怪。诚然，大多数医生不会说这样的话。然而如上文所述，并没有针对日本人的大规模统计数据表明，控制血压、血糖和胆固醇水平有助于实现长寿。

对于是否应该接受癌症手术，目前也没有明确的判断依据。近藤诚认为，早发现、早期治疗毫无意义，他汇总了150名未切除癌症病灶却仍然正常生活的人的自述，出版了一本书，名为《关于采用癌症搁置疗法的建议》。

有些医生强烈抵制这本书，他们采用了一种愚蠢的做法，收集了接受近藤医生的搁置疗法后死亡的患者案例，对书中观点进行坚决的批判。

从本质上讲，如果要从科学的角度批判，应该比较搁置疗法组和常规治疗组在5年乃至10年后的生存率，才能体现出某一种疗法的优越性。然而，他们只是主张"有些人采用近藤提出的疗法后死亡了"，这并不能令人信服。

至于体检。体检结果中的大多数数值都并不一定与疾病有着明确的因果关系。由此可见，目前流传的许多医学常识都缺乏明确的数据支持。它们真的值得相信吗？

医生，尤其是大学医院的医生，大多数都专攻某个器官，或者长期封闭在实验室里，缺乏诊治老年人的经验。事实上，这些人在日本医学界有很大的影响力，当今的医疗体系就是由他们创造的。

我认为，盲目相信这样的医生是愚蠢的。然而，还是有很多患者信奉大学教授的头衔。我无意否定这些患者，也完全赞同患者选择自己相信的医生和医疗方式。

没有明确的证据证实，遵循他们的治疗方法就能够长寿，同样也没有证据证明我倡导的长寿方法一定能奏效。不过，如果两者都没有绝对可靠的依据，我所提倡的方法多少比在实验室进行动物实验的医学院教授更接近临床医学的实际情况。

自从我在浴风会医院工作以来，已经在 30 多年间接诊了大约 6000 名老年人。基于这一经验，我在本书中阐述了 70 多岁的人群保持健康的方法。

此外，我们必须谨记，医学是一门发展中的学科。我们可以在认识到现在人类掌握的医学知识尚不完善的基础上选择相信它，也可以认为既然医学知识并不可靠，就不必承受医学带来的痛苦，而是应优先享受生活。如果即便忍受痛苦，也无法确保自己长寿，不如优先考虑如何让现在的生活更加舒适。

当然，选择相信哪一个是大家的自由。但每个人都应当认识到，医学发展永远在路上。这对我们今后如何面对医疗尤为重要。

第 4 章

跨越 70 岁的心理危机

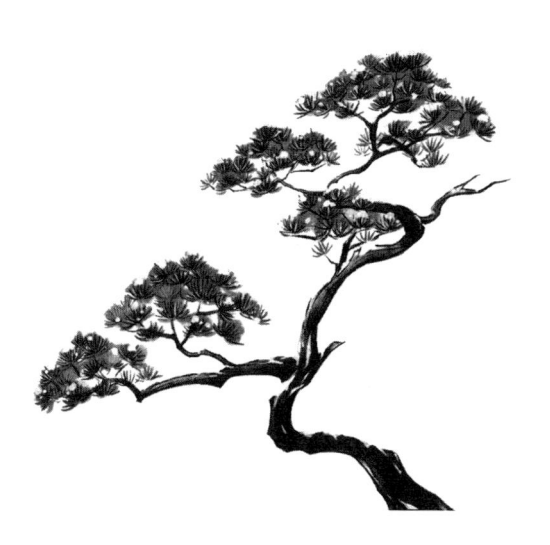

如何化解退休后的失落感

我认为,从 65 岁到 70 多岁的时期,已经成为人生中要面临诸多困难的时期。

随着超级长寿化社会的发展,照顾父母或配偶、失去亲人或离开熟悉的工作场所等,都是 70 多岁时要面对的全新人生里程碑。

人在年轻时,相对比较容易消化人生中的重大事件。而七旬老人的身体功能已出现下降,可能要面对相当大的负担。

本章将从精神科医生的角度，阐述如何克服这些"70多岁的危机"。

首先，我想谈谈退休。

达到工作单位的退休年龄可谓人生中的一个重要里程碑。尤其是对男性来说，很多人会把自己的生活和工作画等号，一旦退休，肯定会为今后如何创造新的生活感到困惑。

工作的时间越长，越容易产生深深的失落感。

如果是因为离开单位后失去了朋友而产生失落感，可以尝试定期组织同事聚会。与老朋友一起喝一杯或打打高尔夫球，就可以让心情变好。既然已经退休了，完全可以只和志同道合的人交朋友。

问题在于，有的人会因为离开职场而认为自己失去了人生和自我。这样的人往往认为，工作时的自己才是真实的自己。然而，这只是一种错觉。

有的人在离开工作岗位后，仍然执着于部长、董事等过去的工作头衔，往往便会产生这种错觉。失去头衔后，自己就好像不再是真正的自己了，感到无比孤独。然而，头衔和属性只是表面，与一个人的本质无关。

比如，如果一个人在你担任部长时与你关系密切，当你退休后立即翻脸不认人，那么这个人显然只是因为头衔才与你相处的。你会渴望维护这样的人际关系吗？

毕竟，只有认可你的个性、能够和睦相处的人，才能称为朋友。

我们看重的是人的本质，而不是头衔。不必因为退休后变成了"只是一个普通人"而气馁。相反，**把**

自己从头衔中解放出来，周围的人才会欣赏你的本质，你也会有更多机会建立真正有意义的人际关系。

还有人认为，自己在工作时能够充分施展拳脚，闪闪发光；相比之下，现在没有了太多成就，因此感到失望。然而要知道，你坚持努力工作到退休所获得的经验，以及在工作中增长的技能和智慧，仍然留在自己心中。

人的本质不会因为离开公司而发生任何改变。不要气馁，而是要考虑如何将自己的能力和经验在下一份工作中加以利用，造福社会。

退休后意志消沉、活动水平突然下降，是加速衰老的主要风险。因此，建议大家退休后再开始一份新工作，或是担任志愿者，又或者参加兴趣小组的活动，而不是永远困在烦恼中。

在工作时培养兴趣

对于已经完全退休的人,有一个爱好是非常重要的。特别是对男性而言,这与退休后是否会陷入衰老有很大关系。

最好在工作期间,就提前找到退休后的爱好。

对我而言,喝红酒和拍电影是我年老后仍然打算继续追求的爱好。拍电影是一种业余爱好,只是低成本电影,无论到多大年纪,我都会继续拍摄。

35岁以后,我辞去了医院的全职工作,以自由职业者的身份从事过各种活动,从医生、作家、应试指导官到电影导演,我已经找到了自己的爱好。

也许,如果长期从事固定的工作,我就没这么容易找到自己的爱好了。在公司里,人们往往会整日埋头于工作,如果不特意尝试培养一种爱好,很可能在退休之前都没有爱好。

有很多人都是这样，到了即将退休时，才开始思考离开工作岗位后该怎么办。然而，就算临时开始寻找爱好，也会因为额叶老化而难以找到。

为了防止这种情况发生，在五六十岁仍在工作时便养成爱好就显得很重要。

年老后，额叶萎缩，雄性激素减少，人们会变得不愿意尝试新事物。从这个角度而言，必须趁年轻时找到一个爱好。

当然，退休后再寻找爱好，也为时不晚。有一种方法是做年轻时曾经喜欢的事情，这可能会重新发展为一种有趣的爱好，你可以重拾年轻时的感觉，或者从中发现过去未曾了解到的魅力和乐趣。

还有些过去一直想做的事，因为埋头工作无暇顾及，如今退休后能够实现，也是一种奢侈的享受。

最重要的不是去想，而是先尝试。 如果尝试过后不感兴趣，就停下来。空有许多奇思妙想，却没有一个转化为行动，这才是最扫兴的。

退休后有大把的自由时间，可以专注于享受挑战新事物带来的乐趣。以消极原因为借口，不付诸行动，就会加速衰老。

不要因为退休就闭门不出，而是要探索新的活动。现在的七旬老人完全有精力做到这一点。

不要把照料家人作为人生追求

年过七旬之后，越来越多的人开始面临家人需要照料的问题。过去，七旬老人照顾配偶的现象很普遍，而如今，70多岁的子女照顾90多岁的父母的情况越来越多了。

希望大家牢记,在照料家人时,不要将其作为自己的人生追求。

有些人在 70 多岁退休后,没有找到新的工作,也没有兴趣爱好,每天都无所事事,便往往容易把照料家人作为自己的人生追求。

既然有空闲时间,就可以努力做好照料家人的工作,因帮助对方而获得一种满足感,还会得到被照料者的感激,这样一来,便会更加专注于照料家人。

然而,这种参与照料的方式极有可能毁掉自己的晚年生活。被照料的人应该也不希望家人因照料工作而感到不快乐。

为什么沉迷于照料家人,会毁了自己的晚年生活呢?这样说大家可能不爱听:照料别人是消磨时间的最佳方式,只要愿意,可以瞬间消磨掉一整天。如此一来,就会完全失去自己的时间。

照料家人是没有尽头的,我们无法得知这件事要持续三年、五年还是十年。如果把所有的时间都花在照料家人上,将无法与老朋友建立联系,无法发展自己的爱好,也没有娱乐时间。一个人长期持续这样的生活,自然会在精神上陷入绝望,心理健康也会遭到损害。

如果精神压力加重,在居家护理中可能会出现虐待被照料者的情况。统计数据显示,有30%~40%选择居家护理的家庭中曾发生过辱骂等虐待的情况。

此外,七旬老人的体力已经大不如年轻时了,越是沉浸在照料他人的事务中,损害身体的风险也越大。

可以说,**把照料家人视为人生追求,潜藏着损害照料者身心健康的风险。**

不应把照料家人作为人生追求的最主要原因在于,自己照顾的家庭成员去世后,照料者便会迅速衰老。

如果在 65 岁到 70 多岁时把所有时间都花在照料家人上，送走家人后自己就会无所事事。

如果自年入七旬以来一直在工作，或是积极参与志愿服务等社会活动，或是从事与兴趣爱好有关的活动，这样的人通常到了 80 多岁仍然能坚持下去。

然而，对一个除了照料家人不参与其他任何活动的人而言，在七八十岁时结束了照料家人的事务，终于有时间从事其他活动了，却很难再重新开始了。最终，这样的人在送走家人后，往往整天无所事事，被护理工作耽误，就此老去。

为了防止这种情况发生，如果在 70 岁左右时面临照料家人的问题，要充分利用保险制度等便利条件，从解放自己的角度寻求保姆的帮助。还可以根据具体情况，考虑让家人住进护理机构。不必因为做出这样的决定而感到内疚，因为这对双方都有好处。

原本需要照料家人的人，可以在 70 多岁时更有活力，而且由于有了更多空闲时间，也可以更频繁地探望需要照顾的人。

当家庭成员互相照顾时，照料者很容易因疲劳而做出虐待行为。我们可以在第三方的帮助下减轻负担，预防这种情况发生。**特别是在照料认知障碍患者时，由于存在沟通障碍，家人很容易变得情绪化，但如果是由外人提供照顾，或许能在一定程度上避免冲突。**

不过，日本社会仍然流传着一种"封建思想"，认为自己照料家人是一种美德。这种风气正在将照料者逼入绝境。如果不能尽快摆脱这样的价值观，将无法在未来的超级长寿化社会中生存。

七旬老人不应将照料家人作为人生追求，因为这关系到自己能否在八九十岁时健康地生活。

选择居家临终关怀而非居家护理

有很多人混淆了居家护理和居家临终关怀的概念，其实它们是两个不同的术语。

一般而言，居家临终关怀是指当患者患上癌症等疾病，已经明确死期时，为了在临终前满足患者的愿望，让他们最后生活在熟悉的环境里，在家中照顾他们。居家护理则是在死期不明的前提下，由于身体不能自由活动，而选择在自己家中接受护理。

居家临终关怀最多持续几个月到一年，患者可以把剩下的时间花在吃自己喜欢的食物和做自己喜欢的事情上。如果癌症患者可以坚持在排泄等日常生活琐事上照顾自己，也可以正常沟通，再加上时间段相对确定，那么护理负担便会比较小，家人也得以在临终前一直陪伴在身边。

相反，如果选择居家护理，照料者首先要面对的最大难题就是不知道这项工作将会持续多久。即使自己甘愿付出，随着被照料者的认知障碍越发严重，被照料者不仅不会表示感谢，反而可能会破口大骂。

如果被照料者卧床不起，还需要照料者提供更多帮助，比如帮助对方排泄、洗澡和进食，照料者的身体负担也会相当大。

因此，如果由家人全面承担居家护理工作，照料者可能会被压垮。**如果选择接受居家护理，建议最大限度地借助公共服务等第三方的力量。**

出于以上原因，我不太赞成选择居家护理。如果能进入较好的护理机构，可以选择在其中接受照料，家人经常去探望即可，这样对双方都好。

相反，我积极赞成居家临终关怀。不过，这并不是说在医院迎接生命的终结是一个坏主意。

有人认为，垂死的病人躺在医院的病床上，身上插满了像意大利面般的各种管子,这种状态很可怜。实际上,那个时候患者已经没有意识了,不疼也不痒。

然而,如果是在意识尚且清醒的时候,让我选择死在医院还是家里,我会选择自己的家。

如果选择住院,可能会接受痛苦的治疗和手术。当然,手术前需要签同意书,但除此之外,也有许多治疗方法是医生可以自己决定的。医生倾向于选择让检查数值回归正常,而不会考虑患者是舒适还是疼痛。这样一来,就无法排除患者在最后一刻遭受痛苦的可能性。

当然,如果宁愿承受痛苦也想延长生命,就应该选择去医院。

相反,如果知道自己已经命不久矣,而且还有意识,可以选择留在自己的家中。

过去,缓和医疗尚未普及;而如今,临终关怀机构已在逐渐增多了。只要进入临终关怀机构，就能得到相应的支持，以自己理想的方式度过最后的时光。不过，这样做需要付出相当大的成本，每晚几万日元也是很常见的。

就自由度而言，在家中的自由度要高得多。如果在医院，就只能按照医院的规定生活，别无选择。在自己家，则可以不受任何限制地自由生活，按照自己的意愿选择食物，当然，也要面对食物卡在喉咙里致死的风险。不过，我能理解这些老年人的心情，他们更愿意随心所欲地度过生命最后的时光。

如果还有意识并且知道自己很快就会死去，居家临终关怀是一个不错的选择。然而，要实现居家临终关怀，就必须改善居住环境，要在家人的配合下，咨询专员或护理经理，做好充分的准备。

如何纾解丧偶或丧亲之痛

年过七旬之后，可能会经历亲密家庭成员去世的痛苦。过去，很多人会在40多岁时面对父母去世；而如今，在70多岁时为父母送终变得越来越普遍了。还有很多人到了70多岁之后，要经历配偶去世的痛苦。

有时，人们很难从丧亲之痛中恢复过来，会患上抑郁症。七旬老人的5-羟色胺和雄性激素分泌减少，因此更容易患抑郁症。

那么，七旬老人应该如何纾解丧亲之痛呢？

首先，面对父母离世。人们往往会认为子女也已经是老年人了，不会像年纪轻轻就失去父母那样遭受沉重的精神打击。但现实情况并非如此。事实上，有很多六七十岁的子女在90多岁的父母离世后会患上抑郁症。

我目前看到过的情况是，那些因父母死亡而深受打击的人，往往对亲子关系有一种内疚感。想到过去与父母关系差、对父母不孝，或者未能好好孝顺父母，于是产生了愧疚感，当父母不在了，他们就会陷入深深的失落。

在我看来，有的人努力为父母提供居家护理，也有很大一部分原因在于过去没有为父母做任何事。

日本人的奇怪之处在于，当父母需要照料时，他们会尽最大的努力照顾父母；但在父母身体还健康时，他们却很少与父母接触。尤其是当儿子的，如果结婚后还经常和母亲联系，可能会被妻子当成"妈宝男"。就算是女儿，结婚后也会有自己的家庭，不能总是关注娘家。

然而，其实我们更应该在父母健康的时候孝敬他们。可以带他们出去享用美食、一起旅行，做什么事不重要，**关键是要在日常生活中孝顺父母，留下宝贵的经历。如此一来，即便到了要与父母分别的时刻，这些经历也会让人免于内疚和迷茫。**

还有很多人在丧偶后会无比失落，迅速衰老。如果是丈夫先去世，有些仍然在世的妻子依然能充满活力，甚至比之前更加生机勃勃；然而无论是妻子还是丈夫，有些人在丧偶之后会遭受严重打击，难以平复。事实上，这也从侧面印证了这个人曾经拥有非常稳固的夫妻关系，既然拥有过如此精彩的人生，更应该为这段经历感到自豪，不是吗？

失去父母亦是如此。**能否接受亲人的离世，很大程度上取决于能向多少朋友坦诚地谈论自己痛苦的感受。**不要将自己封闭起来，有时也可以向能够交心的人倾诉自己的悲伤，这将拯救我们的心灵，帮助我们获得重新站起来的力量。正如上文所述，到了70多岁，仍然要保持良好的人际关系，不要让自己陷入孤立。

年过七旬之后，人们会逐渐变得越来越回避社交，经常只有夫妻两人一起行动。外出就餐、旅行、参加兴趣活动，哪怕只是外出一小段时间，也总是夫妻两人在一起。

然而，这种关系不会永远持续下去。夫妻间必定有一个人先去世，另一个则会被留下来。

如果之前很长一段时间都只有夫妻二人同进同出，留下的那个人几乎已经与其他人断绝了关系，这就可能导致留下的人变得孤僻，无法从丧偶之痛中恢复过来。

因此，年过七旬之后，应该避免所有活动都以夫妻为单位。试着与他人保持联系，不要将人际关系局限在夫妻二人之间。

我们无法预知夫妇中谁会先走一步，但坚持与他人保持联系，肯定有助于让仍在世的人得以度过健康的余生。

切勿忽视老年人抑郁的信号

第 3 章曾提到,癌症手术是导致七旬老人迅速衰老的一个因素,除此之外还有一个典型因素,就是抑郁症。当人陷入抑郁时,会失去食欲、体重减轻、不愿意出门、活动水平迅速下降。人们会因此长期居家不出,运动和大脑功能迅速下降。

老年人大脑中的 5-羟色胺和雄性激素水平降低,因此患抑郁症的风险更高。大家可能会感到不可思议:

在70～75岁，患抑郁症的人比患认知障碍的人更多。
直到年龄继续增长，才会出现反转。

如何区分老年抑郁症和认知障碍

抑郁症在老年人中出奇地普遍，但有很多人会忽视抑郁的症状，不去就诊。之所以发生这种情况，是因为老年抑郁症存在两种特殊的情况。

第一，即使老年人提出自己出现了乏力、食欲缺乏、夜醒频繁或起床早等症状，医生也会归罪在年龄问题上，草草收场。

作为一名精神科医生，我知道这些都是典型的抑郁症状，但患者本人及家人，甚至经常问诊的医生，通常都会将其归结到年龄问题上，不会提出让患者去看专科医生。

最终，患者会变得不常换衣服，或开始出现健忘症状，可能会被诊断为患有认知障碍。

然而，这些症状也可能是由抑郁症引起的。事实上，只要让这些患者服用温和的抗抑郁药物，他们的食欲就会恢复，晚上睡得更好，不容易健忘，而且可以正常换衣服了。

第二，**老年人患抑郁症时，抑郁症特有的抑郁情绪并不是很明显**。可能有人会有轻生的想法，但抑郁情绪并不突出，**反而会出现明显的躯体症状，如腰痛、乏力、食欲缺乏、便秘等**。因此，周围的人很难注意到老年人出现了抑郁的症状。由此可见，老年抑郁症的特征是很难通过症状将其识别出来。正因如此，家人和周围的其他人更要注意，不能忽视抑郁症的信号，要妥善处理。

对周围的人而言，最容易感到困惑的就是很难判断老年人到底是患上了认知障碍还是抑郁症。

比如，70多岁的父母变得非常健忘，出门时经常不换衣服。这既是认知障碍的症状，也是抑郁症的症状。**最好的分辨方法是判断症状是从何时开始的**。如果是患上了认知障碍，病情发展速度会很缓慢，只要不是脑梗死，不会有一天突然就开始健忘，而是一点一点地发展起来。因此，当被问及何时出现症状时，即使是与他们关系密切的家人也无法给出明确的答案，得到的回答往往是"从几年前开始，逐渐加重"。

如果患上了抑郁症，则可以明确出现症状的具体时间，比如"从去年3月左右开始，突然变得严重健忘，根本不换衣服，完全没有食欲"。

再比如，过年回老家时父母还身体硬朗，夏天再回来却突然发现家里乱糟糟的，父母出现严重的健忘现象。在这种情况下，我认为更有可能是抑郁症而不是认知障碍。

如果觉得老人有可能患上了抑郁症，不要置之不理，要及时去看专科医生。及时就诊，病情就不会过重，老人仍能在日常生活中找回活力。

不容易抑郁的人的思维方式

经常给老年人治病就会发现，有不少人虽不至于说患上了抑郁症，也可以说是患有"5-羟色胺缺乏综合征"。

当5-羟色胺不足时，人们会对疼痛刺激更加敏感，从而导致个体一直有强烈的焦虑感，这里觉得疼，那里不舒服，不断地抱怨身体不适。

这些人在服用治疗抑郁症的药物后，大脑中的5-羟色胺增加，通常便能够从以前的不适中解脱出来。有了足够的5-羟色胺，就不会对疼痛过于敏感。最近，发现了这个规律的医生已经开始给腰痛患者开抗抑郁药了。

近期，抗抑郁药对年轻人效果不佳已成为一大问题，但这类药物对老年人可能很有效。我认为这是老年人大脑中的5-羟色胺的确有所减少的缘故。

当然，大前提是不能只依赖药物治疗，还要通过咨询来改善症状。只不过我认为，对于这个问题，老年人可以灵活应对，不必太担心药物的副作用，因为他们只须服用一点药物就足以好转。**我们在考虑预防抑郁症时，首先要做的就是在生活中增加5-羟色胺。**具体方法如第2章所述：停止吃粗粮，多吃肉，养成晒太阳的习惯，并尽量适度运动。

如果以前在日常生活中有强烈的完美主义倾向，有必要逐渐改变自己的想法。过去以为理所当然的事，随着渐渐衰老，也会逐渐变得力有不逮了。完美主义者对自己的要求很严格，所以会为自己的无能而感到震惊和沮丧。

然而，他们不再像过去那样年轻了，做不到也是理所当然的，可以适当给自己松松绑。

很多人都会年纪越大越固执，这种倾向也会让他们自己感到痛苦。因此，即使接触到不同的价值观或错误的思维方式，也不要以非黑即白的态度去争论哪种思维方式是正确的，而是要将其视为看问题的不同角度，允许不同的观点存在。

世界上有无数个答案，结局从来都不是单一的，事情不是非黑即白。拥有宽广的胸怀，人就不会把自己逼得太紧，这样便能远离抑郁症的风险。

雄性激素是青春的源泉

年过七旬之后,雄性激素减少的趋势也会越发明显。很多人都知道雄性激素减少会导致性功能下降,但除此之外,它还会在许多方面造成影响。

雄性激素减少会导致人不愿意社交。当雄性激素减少时,个体不仅对女性的兴趣减少,对男性也一样,对所有人都会失去兴趣,最终会失去与人交往的积极性。女性则相反。目前已经发现,绝经后,女性的雄性激素会增加，有些人因此变得更加活跃和善于交际了。

以前不太善于交际的女性，到了60多岁时会有更多的空闲时间，可以和朋友外出、学习新的技能。与之相反，很多退休后的男人经常在家里无所事事。我可以肯定地说，这些行为上的变化是由雄性激素的变化引起的。

近期的研究还表明，雄性激素水平高的人，对人更友好。当我们谈到雄性激素时，往往会联想到攻击性。然而事实上，雄性激素水平高的人似乎会对他人更友善。

如果一个呼吁帮助弱势群体的政客被发现有婚外情，人们会抨击他言行不一，然而从雄性激素的角度来看，这种现象其实是合情合理的。正是因为雄性激素水平高，才会待人友善，也会在恋爱上表现得很积极。

大家可能有所不知，雄性激素减少还会导致记忆力和判断力受损。

最终，雄性激素的减少会削弱与他人交往的意愿，并导致人失去精气神和活跃性，丧失好奇心；还会让人失去活动身体的积极性，导致运动功能退化。

日本老年男性的雄性激素水平低这一问题，尤为凸显。根据我的临床经验，**七旬老人有大约 80% 都缺乏雄性激素。**

第 2 章已经谈到了要在生活中保持雄性激素水平，我想在这里再简要谈谈激素补充疗法，即通过药物补充体内缺失的雄性激素。只要给 70 多岁的病人稍微补充一点雄性激素，他们就会明显变得更有活力，健忘问题也会有所改善。

我相信，曾经被诊断为患有认知障碍的人，有一半以上可以通过补充雄性激素或服用抗抑郁药物而得到好转。

时至今日，人们对激素补充疗法仍然抱有各种担忧，比如会不会因为副作用导致秃顶、会不会对前列腺产生不良影响，或者会不会变得有暴力倾向，但事实上，采用新疗法几乎不需要担心副作用。

然而，并非所有人都有适配的保险，因此可能需要为此支出一大笔费用。不过，相比有些人每月花费数万日元购买未经证实的保健食品，这种疗法显然更有效。

此外，在日本，性往往被视为老年人的禁忌。但是，永远保持对性的意识很重要。不要认为自己一把年纪了，就任由自己变成一个干巴巴的老人。

在欧美，无论多大年纪，想受到异性欢迎都是正常的。**保持对性的兴趣和关注是生物本能，也是维持雄性激素最有效的方法。**雄性激素是青春的源泉。

与人和善，收获幸福

幸福的晚年是什么样的？这个问题的答案因人而异。作为一个多年从事老年医疗工作的人，我认为丰富的人际关系是晚年生活幸福的重要因素。

有的老年人住院后经常有人探望，很令人羡慕。我看到，被来访者包围的患者脸上总有一种说不出的幸福。仔细想想，似乎也有些老年人与家人疏远，朋友很少，难得有人来探望。

在我以前工作的医院里，会有很多社会地位比较高的老年人住院，但这与病房里是否会有很多人来探望无关。

前社长和前议员都拥有广泛的人脉，但这并不意味着经常会有人来探访。这些在职业生涯中拥有较高社会地位的人，在年老后反而会出奇地孤独。

年纪轻轻就出人头地的人，或者凭借巴结上级成功的人，不会很有魅力，这在晚年会表现得更为明显。关照自己的上级已经去世了，而且这些人往往缺乏对下属的关照，因此也很难得到下属的喜欢。这些人还在工作岗位上时，下属别无选择，只能低眉顺眼；而一旦进入医院或养老院，这些前领导就会变成"普通人"，没有人会再接近他们。

反之，有的人一直做着很平凡的工作，在职业生涯中不计得失，照顾他人，或者为人诚恳正直，没有做过任何苟且之事。即使有一天他们住院了，也会有很多晚辈和朋友前来探望。

那些只考虑自己而不考虑周围环境的人，也许在当时会受益，但之后便会发现自己已经失去了人气。与其这样生活，不如尽可能地帮助和照顾周围的人，这样即使老了，人际关系也会作为一项资产保留下来。

我认为，**人到了 70 岁之后，应该改变生活方式，积极地为周围的人奉献自己，而不是只为自己而活。** 当然，也有的人觉得这样很麻烦，一把年纪了，更不能为别人而活，要独自舒适地生活。如果有人这么想，我也不会否定。

不过，那些努力帮助他人的人会受到其他人的崇拜，保持牢固的人际关系。周围的人会向他们寻求帮助，他们便更容易保持年轻，如果有困难或烦恼，也可以很快找到倾诉对象。我认为，值得信赖的友谊可以让人的晚年生活充满活力。

我在年轻时是一个非常专横的人，只考虑自己。然而，随着我涉足老年医疗领域，我的思维方式逐渐发生了变化。

目睹很多老年人的晚年生活后，我开始意识到，一个人的一生，不是由他们的头衔或财富决定的，主要取决于这个人为周围的人做了什么。

人在年老后，总会想要为弱者和有需要的人提供帮助。

读过我的书就会发现，我在所有的书中都极力批判强者和掌权者，也一直在为老年人和穷人等社会弱势群体发声。

有时，我觉得对别人越来越友善，自己也会感受到幸福。

我并不是要把这种生活方式强加给别人，但我认为，变老之后，如果能够善待他人，哪怕只有一点点，也会感到极大的满足。

即使是为有困难的朋友做一些付出,或是参与一些志愿服务也可以。以前工作或许是为了赚钱,现在则可以是为了帮助他人。这种对他人的善意,可能会让年老后的人际关系更加丰富,让自己的内心更加充实。在我看来,**年老后待人和善是通往幸福的捷径。**

70 Sai ga Rouka no Wakaremichi
by Hideki Wada
Copyright © 2021 Hideki Wada
Simplified Chinese translation copyright ©2025 by Orient press
All rights reserved.
Original Japanese language edition published by SHISOSHA Publishing Co.,Ltd.
Simplified Chinese translation rights arranged with SHISOSHA Publishing Co.,Ltd.
through Hanhe International(HK) Co.,Ltd.

著作权合同登记号 图字：01-2024-4032号

图书在版编目（CIP）数据

晚年健康，由 70 岁决定 /（日）和田秀树著；徐峥榕译 . -- 北京：东方出版社 , 2025. 4. -- ISBN 978-7-5207-3447-9
I. R161.7
中国国家版本馆 CIP 数据核字第 20259C0P22 号

晚年健康，由 70 岁决定
WANNIAN JIANKANG, YOU 70 SUI JUEDING

作　　者：［日］和田秀树
译　　者：徐峥榕
策　　划：孙　涵
责任编辑：王若菡
装帧设计：李　一
出　　版：东方出版社
发　　行：人民东方出版传媒有限公司
地　　址：北京市东城区朝阳门内大街 166 号
邮　　编：100010
印　　刷：华睿林（天津）印刷有限公司
版　　次：2025 年 4 月第 1 版
印　　次：2025 年 6 月第 2 次印刷
开　　本：880 毫米 ×1230 毫米　1/32
印　　张：6.25
字　　数：79 千字
书　　号：ISBN 978-7-5207-3447-9
定　　价：52.80 元
发行电话：（010）85924663　85924644　85924641

版权所有，违者必究
如有印装质量问题，我社负责调换，请拨打电话：（010）85924602　85924603